医者のトリセツ

取扱説明書

最善の治療を受けるための
20の心得

尾藤誠司
独立行政法人国立病院機構
東京医療センター総合内科医

世界文化社

はじめに

医者の取扱方法を知っておけば、理想の医療に近づける

私は、都内の総合病院で「総合内科」という看板で医師をしています。総合内科という診療科名は聞きなれないかもしれませんが、要するに皆さんが体に変調をきたしたときに最初に会う医者、と考えていただければ結構です。そして、そんな立場で医者を続けている中で感じていることが、医療を受ける主体である患者さんと提供する側である医師や看護師など「白衣の人たち」との間にある、深くて大きな溝のようなものの存在です。

ただ、ここには「患者VS医療者」のような構造があるわけではありません。健康についての困りごとや、その困りごとに対して抱く気持ちは基本的に千差万別なのです。です

から、そんな人たち一人一人の考え方や気持ちを、「患者の気持ち」として十把一絡げにするのもいささか乱暴なことだと私は思います。

一方で、「白衣の人たち」の健康問題に向き合う態度や考え方というのはかなり一定しています。何故なら、ある事柄に対して同じように考え、同じように取り組む集団のことをこの社会では「専門家」と呼んでいるからです。専門家と専門サービスを受ける当事者の間で、お互いにそれぞれの考え方や気持ちをわかり合うことができればハッピーなのかもしれませんが、実際には一筋縄ではいきません。このような〝当事者と専門家との間でうまくいっていないコミュニケーション〟をテーマに、私は研究をしてきました。

対医療者コミュニケーションに関する市民公開講座などにいらっしゃった一般市民の方々からしばしば聞かれるのは、「医師の説明が専門的すぎてわからない」「話がかみ合わない」「医師になかなかわかってもらえない」などのご意見やご質問です。これらの問題を何とかするために、医療を受ける方々は自分自身が〝よい患者〟になる方法を見つけようとしますし、自分のことをわかってくれる〝よい医者〟を探すにはどうすればよいかを知りたいと願います。

しかし、私はそれらの方法を強くはお勧めしません。何故なら〝よい患者〟とはすなわち〝医療者にとって都合のよい患者〟なのです。医療サービスを受けるうえで大切なことは、それによって自分自身の健康がよい状態になることであって、医師から都合のよい患者と思われることではありません。

同時に、医師は医師で「患者さんを助けたい」という職業意識の中で一生懸命やっていることが、しばしば患者さんにとってはとても傲慢な行動に見えたり、あたかもコミュニケーションを拒否しているかのような態度に映ったりします。しかしながら、当事者である患者と専門家である医師の認識や価値観が大きく異なるのは当然のことで、そこに大きな違いがあるからこそ専門家は利用価値があるのです。ですから、わからず屋で偏屈な医師を前にその状況を嘆くよりは、専門家の思考回路をクールに理解しながらその偏屈さをうまく利用するほうが得策だと私は考えます。

本書は、雑誌「家庭画報」に二〇一八年一月号から二〇一九年九月号まで連載した「お医者さまの取扱説明書」をまとめて書籍にしたものです。本書に登場する医師は、基本的に悪意がなく患者思いでまじめな医師たちです。そして、まじめだからこそ彼／彼女らは患者さんの考え方や文法とはズレているのです。

そのズレを小さくするための努力（例えば、病気や医学の勉強）をすることよりも、患者と専門家との間にあるズレを、むしろ好ましいものと捉えてみていただきたいのです。「どうやら医者は今、こんなことを考えているらしい」、「こんな風に振舞ったり、こんなことを聞いたりすることで医者は自分の土俵に上がってくるらしい」など、患者さんにとって有益なサービスを受けるための策を実践的に示したガイドブックとして本書をご利用いただければ幸いです。

二〇二〇年一月　尾藤誠司

目次

第2章 初診、診察、検査

第3章 検査結果、診断

第4章　治療、通院、投薬

第5章 入院、手術

第6章 家族が患者になったとき

第1章
病院選び

遠くの大病院か？　近くのクリニックか？

〝入り口〟を間違えない病院選び

治療のための第一歩ともいえるのが病院選び。
最善の治療へと進む道で、
〝門前払い〟などで思わぬ遠回りをしないためにも
選び方の基本を知っておきましょう。

「具合が悪い」と「病気」は同じ意味ではない

私たちが病院にかかるのは、たいてい具合の悪いときです。痛い、だるい、めまいがする、咳が止まらない、落ち込みがちなど、何かしらつらい症状を医療の専門家である医師に治してもらうために、病院を利用します（自覚症状のない場合や救急については後述）。

ところが、患者さんの訴えを医師が病気と判断する確率は半分以下なのです。いったい、医師は何を「病気」だと考えているのでしょうか。

一つは、放っておくと悪化し、命にかかわる状態になりうること。もう一つは、その状態に対する医学的な手立てが存在する（保険診療上の病名が存在する）ことです。

驚くことに、そこに患者がどれだけつらいか、困っているかの基準は存在しません。しかも、はっきり線引きができないことも多いのです。たとえば腹痛。腸の動きに問題のある過敏性腸症候群や機能性ディスペプシアはれっきとした病気ですが、検査で異常が出るわけではないので、病気か否かの境目が非常に曖昧なのです。

しかし患者さんとしては、境目がどうであれ、つらさを早く何とかしてほしい。やっとたどり着いた病院で「……うーん。これは病気じゃないですね」などと門前払いをされたら、泣きっ面に蜂。このすれ違いをどう解決したらよいのでしょうか。

〝門前払い率〟の高さは病院の規模に比例する

〝門前払い率〟の高さは病院の規模に比例します。つまり、大学病院、大きな総合病院、中小病院（地域の少し大きめの病院。町村名や苗字を冠していることも多い）、診療所（ク

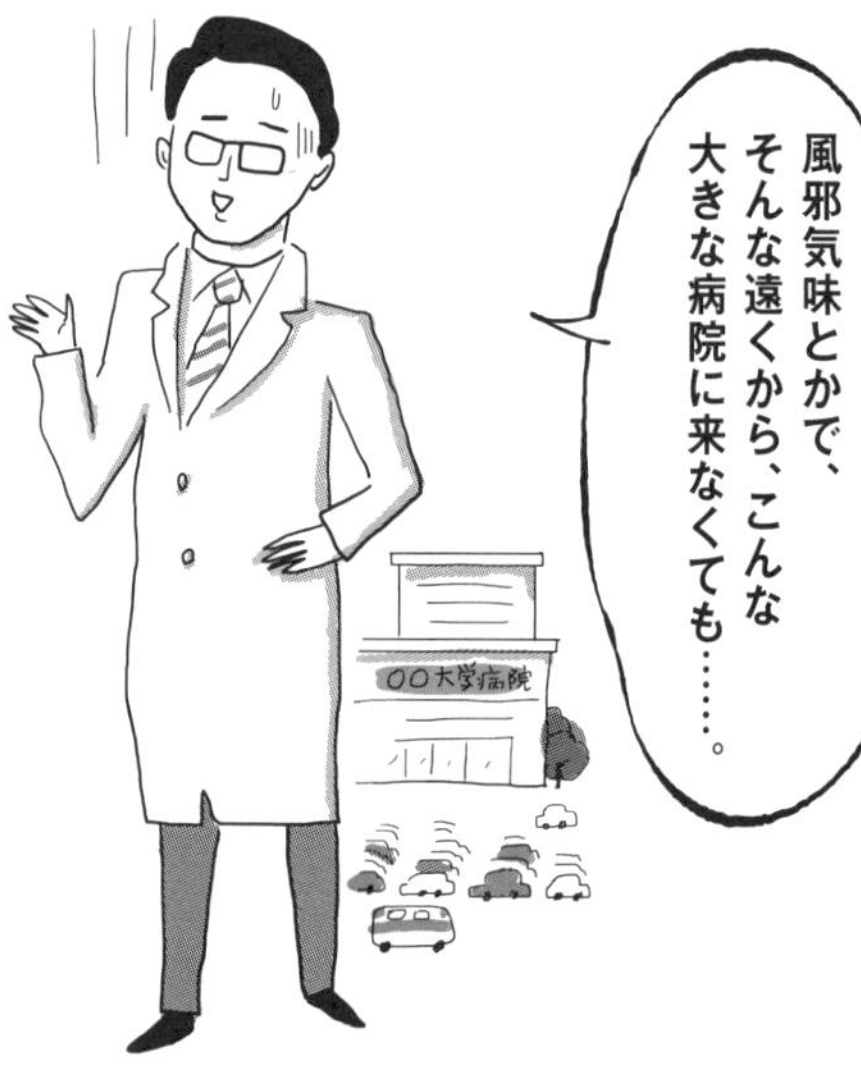

風邪気味とかで、
そんな遠くから、こんな
大きな病院に来なくても……。
○○大学病院

リニック、医院を含む）の順でハードルが高い。〝とりあえず〟くぐるのはなるべく小さな門が無難だといえます。

大病院ほど医師の専門領域が細分化されているので、患者さんがその範疇に当てはまる確率は低くなります。それに比べて診療所の医師は守備範囲が広い。内科の看板を掲げていれば、腹痛、頭痛、吐き気、めまい、だるさ、肩こりなど、たとえ漠然とした訴えでも耳を傾け、「何とかしましょう」と対応してくれることが多いのです。

診療所では、どのように〝何とかして〟くれるのでしょうか。まず一通りの診察や検査

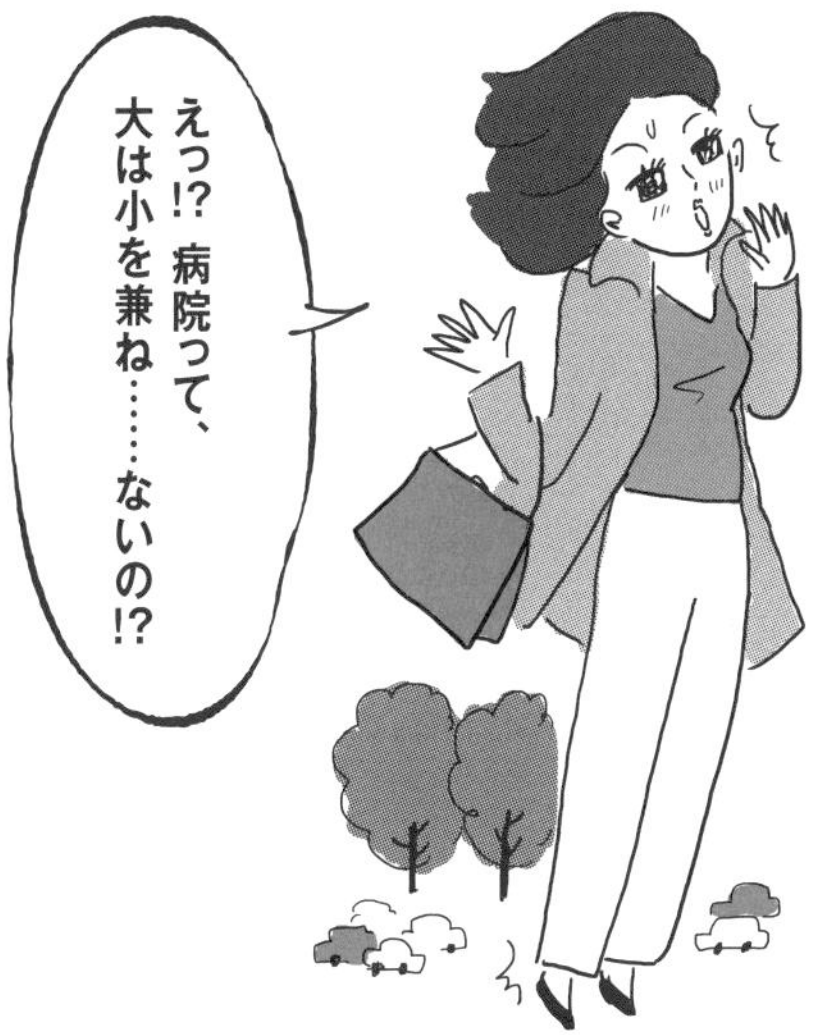

を行って問題点を整理し、薬を出すなどの治療をします。七、八割はそこで解決しますが、専門的な検査が必要と判断した場合は、適当な医療機関に紹介状を書きます。これが「この患者さんの病状は○○先生の専門の範疇です」と示す証明書になるのです。

医師という職業のいいところは、お互いを商売がたきと捉えていないことです。自分に対応しきれない患者さんには専門の病院や医師を紹介し、治療の連携を取るのが義務だと教育されています。病院選びはまず診療所へ。それから紹介状持参で大きな病院へ——。これが最も無駄のないルートだといえます。

case 1

ハートセンターで、「心の病は診られません」と無下に断られた

最近、不眠に悩まされているAさん（五五歳）。親の介護疲れで気分も沈みがちなので、近所の「ハートセンター」という病院に行きました。心のケアを受けられると思ったのです。ところがAさんが悩みを訴えるのに、医師が尋ねてくるのは不整脈や動悸のことばかり。話がまったくかみ合いません。実はそこは循環器専門の病院でした。ハートとは心臓の意味だったのです。

気を取り直して後日、別の病院の神経内科にかかると、今度は「ここの専門はパーキンソン病です」と。なかなかぴったりの窓口にたどり着くことができません。

患者の心得

大病院の診療科目はとても複雑。わからなくて当たり前

病院名や診療科名だけで、患者さんが自分の症状と合うところかどうかを判断するのは至難の業。特に大きな病院の診療科は細かく分かれていて、しかも同じ病気でも病院によって神経内科、脳外科、循環器科など扱う科が異なる場合もあるので、よほど医療に詳しくなければ迷うのは当然です。

最短ルートで最適な診療科に行き着く確実な方法は、やはり診療所を受診して、「〇〇病院〇〇科〇〇先生宛」の紹介状を書いてもらうことです。最近は「総合内科」「総合診療科」を設けている病院も増えています。紹介状なしに受診するときは、そこを入り口にするのがよいでしょう。

case

2

「○○病院の○○教授を紹介してほしい」と言ったら主治医が怪訝な顔をした

Bさん（五二歳）はテレビの健康番組や医療雑誌、ネットの医療サイトも頻繁にチェックする情報通です。ある日、健康診断で大腸がんが見つかりました。近所の胃腸病院で診てもらうと、かなり進行しており、早めに手術をしたほうがいいと言われました。

主治医の先生は、大腸がんの術例の多い近くの総合病院の消化器外科に紹介状を書きましょうと言ってくれましたが、Bさんは、医療雑誌で〝神の手〟を持つと紹介されていた某大学病院の教授に手術を希望。その旨を伝えると、怪訝な顔をされました。

患者の心得

主治医に判断をゆだねつつ、希望を伝えるのが賢い方法

世の中に医療情報が溢れ、Bさんのような意向を持つかたは増えています。紹介先の医師を指名することに問題はありませんが、「○○先生に紹介状を書いてください」といきなり限定すると抵抗を示す医師もいるでしょう。その医師の専門が患者さんの病状に合わないケースもあります。

例えば、次のように話してはいかがでしょうか。「○○大学の○○教授が大腸がんの名医だという記事を読みました。私の場合、その先生が妥当なのかよくわからないのですが、先生はどう思われますでしょうか」。希望を伝えながら、最終的な判断を専門家である主治医に任せるのです。

case 3

受診すべきか判断に迷う

咳が一週間止まらないCさん（五八歳）。医師にこの程度で……と思われたくない一方で、早期発見・早期治療の言葉も浮かび、受診するか否かで迷っています。

患者の心得

「症状の程度×期間」の掛け算で

一つの目安として、「症状の程度×期間」の積で判断する方法があります。軽い症状が長く続くとき、あるいは二、三日でも症状が重いときは受診を考えましょう。また、ダイエットをしていないのに体重が減る場合は、がん、結核、リウマチ、糖尿病などが原因のこともありうるので早めの受診を。

急いで駆け込むべきか？

救急外来は「夜も開いている一般外来」とは違う！

医師が考える「救急」の範囲は、
患者たちが思う以上に狭いのです。
救急外来を「夜間も開いている一般外来」と思って利用すると、
無下にされることも。
何のための救急か。いちばん大事なのは手遅れにならないこと。
また、判断がつかない場合は行くべきです。

患者が考える救急と医師にとっての救急は違う

症状がつらくて、夜中にやっとの思いで救急外来にやって来たのに、医師の対応が意外にあっさりしていて、肩透かしだった。こんな経験をお持ちの方は多いのではないでしょうか。実は救急担当の医師も「この患者さん、せっかく来てくれたけれど、こんな対応で期待外れなんだろうな……」と思うことがしばしばあるといいます。

それは解釈の違い——つまり患者の考える「救急」が、医師が対象とする「救急」より範囲が広いことが多いために生じるズレなのです。

救急外来の担当医が現場で考えることは明確です。一つは、「この患者さんはあくる日の朝、生きているかどうか」。命にかかわる怖い病気か否かを見極めて、命を救うために今必要な処置を施すこと。もう一つは、出血や激しい痛みに対する応急処置。救急外来は主にこの二つの状況への対応を集中して行うことに特化した窓口なのです。したがって、「二週間くらい前から胃がムカムカして……」などといわれると、「え？ どうして今？ 明日の朝ではだめですか？」との気持ちが、言葉にしないまでも態度や顔に出てしまうことがあるのです。

救急外来が「夜間も開いている一般外来」ではないことを知って利用しないと、無駄な時間と労力を費やすことになりかねません。

無下にされたと感じたら、それは怖い病気ではなかった証拠

救急外来の場で行う検査や治療も限られています。たとえば腹痛の場合。ＣＴスキャンを撮ったとしても、それは腸捻転や盲腸のような怖い病気がないかどうかを調べるための

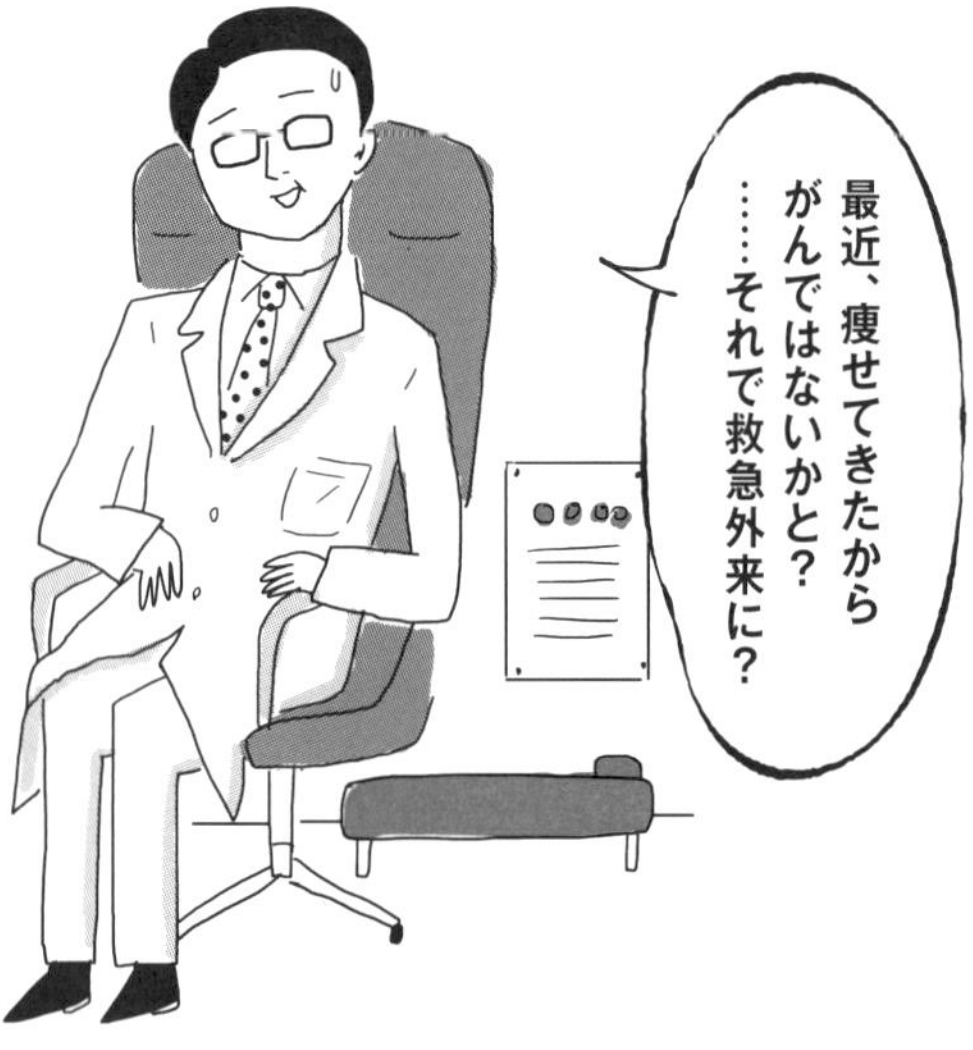
最近、痩せてきたから
がんではないかと？
……それで救急外来に？

〝とりいそぎの検査〟です。一般外来で行われるような計画的な精密検査ではないので、「原因は何でしょうか」と尋ねても、「わかりません。とりあえず痛み止めを出しておきますので、あらためて一般外来を受診してください」などといわれることが多いのです。

ただ、時間外にわざわざ来られたのはそれだけ心配だった証拠。医師にもその気持ちは理解できます。もし、ちょっとぞんざいな扱いだなと感じたら、自分の症状は一刻を争う病気ではなかったのだ、とむしろ安心してくだされぱよいのではないでしょうか。

一方で、救急担当の医師が「もっと早く来

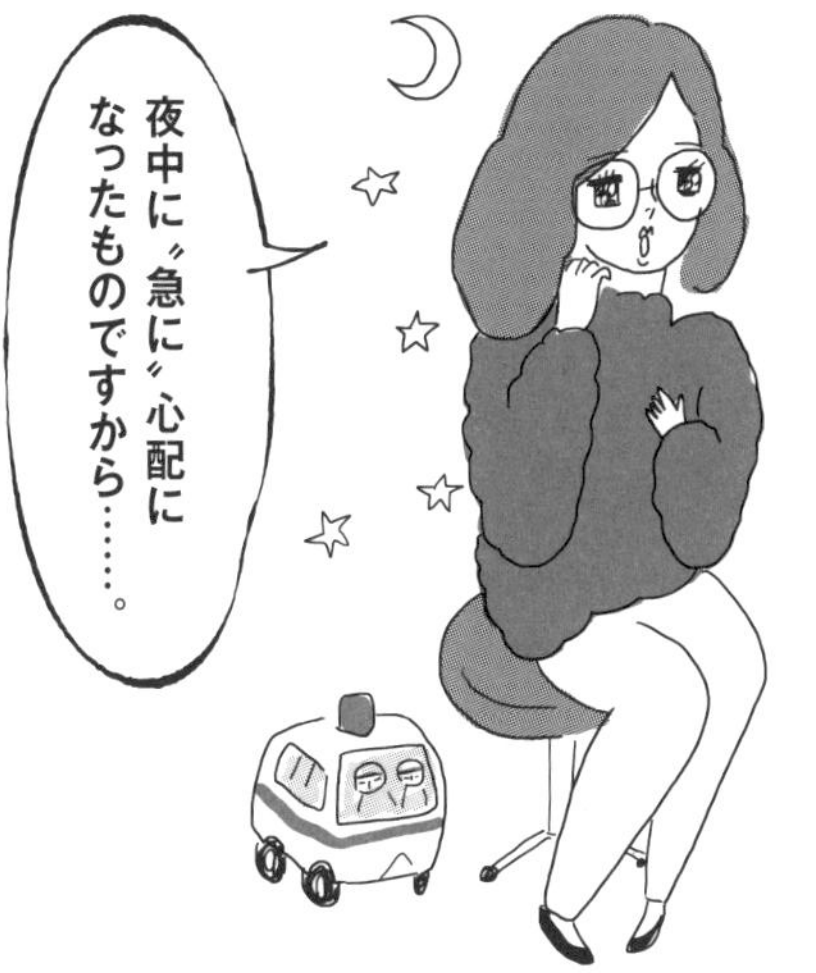

てくればよかったのに」と思うケースがあります。

一刻を争う脳卒中と心筋梗塞。できるだけ早く救急外来へ

できるだけ早く来てほしいケースの代表が脳卒中と心筋梗塞。急に呂律が回らなくなったり半身が麻痺したりという場合は脳卒中、急に胸にドンと激痛が生じ、それが続く場合は心筋梗塞が疑われます。

病状が数時間単位で進んでいくので、とにかく一刻も早く適切な医療処置が必要になります。明日の朝まで待ってしまうと治療法も後遺症の度合いも大きく違ってくるので、迷わず救急外来を受診してください。

case 1

咳がひどくなり、肺がんを心配して救急外来を受診。しかし、徒労に終わった

二週間前から咳が続いており、なかなか治らないAさん（五二歳）。市販の咳止めも効かず、それどころか、ますますひどくなり、痰もからむようになってきました。

ある日曜日の夜、たまたま雑誌で肺がんの記事を読み、自分の症状が当てはまることに気づきます。心配性のAさんはいてもたってもいられず、総合病院の救急外来を受診して「肺がんではないか」と訴えました。すると、医師は困ったような顔で「ここではわかりません。後日、呼吸器科を予約してください」と。何の検査もしてくれず、そのまま家に帰されてしまいました。

患者の心得

以前から続いている症状は、心配でも基本的に救急の対象外

がんが救急医療の対象になることはほとんどありません（脊髄のがんで足が動かなくなった場合などは例外）。救急医療の対象となる症状を見極めるポイントの一つは、激しい症状が急に始まり、ずっと続いていること。何時何分何秒からとはっきりわかるくらい突然に、胸や背中やおなかが痛くなったり、めまいが生じたりして治らないケースなどが当てはまります。

Aさんのように、症状が以前から続いている場合は救急の状況とは考えにくく、夜中に慌てて受診しても無駄足になってしまうことが大半です。心配の程度と緊急の度合いは必ずしも一致しないのです。

case 2

夜間に救急外来を受診し、そのまま入院したが、眠って過ごしただけだった

朝からめまいがして、ふらつき、うまく歩けなくなったBさん（八〇歳）。娘に連れられて夜間の救急外来を受診しました。血液検査を行い、脳のCTやMRIを撮りましたが特に異常は見当たらず原因は不明。

状態も少しよくなってきたので家に帰ろうとすると、「今日は救急病棟に入院してください」といわれ、そのまま入院手続きをとることになりました。

何か特別な検査や治療があるのかと思ったら、何をするわけでもなく、一晩泊まっただけで翌朝には退院。救急病棟での入院に何の意味があったのか、不可解です。

患者の心得

怖い病気でないことを確認するための入院ととらえる

救急医療に携わる医師の頭は、「この人の具合の悪い原因は何だろう」より、「その原因は命にかかわるものかどうか」に重きが置かれています。そのため、対応も救急度を見極めることを目的としており、詳しい検査や診察を期待されても応えられないことが多くなります。

入院の目的も、明日の朝まで急な容態の変化がないことを確かめるためで、大事をとって病院の監視下に置く場合が大半です。いきなり入院といわれて驚くかもしれませんが、大げさに考えず、「家に戻るより、病院で朝を迎えたほうが安心」くらいに思えばよいでしょう。

case

3

一一九番でまず伝えることは？

道で倒れているお年寄りを見つけたCさん。呼びかけても意識がないので慌てて一一九番通報をしましたが、パニックになってしまいうまく説明ができません。

患者の心得

誰が、どこから電話をしているのか

一一九番通報で伝えるべきことは三つ。①あなたは誰か（本人か家族か通りすがりの者かなど）、②どこから電話をかけているのか、③その人に意識はあるか。

それ以外は聞かれたことに答えるのが無難といえます。救急隊員が知りたいことと通報者が伝えたいことは一致しない場合が多いのです。

医師と患者のおつきあい術①

かかりつけ医に相談できること、ぜひ伝えたいこと

大病院の医師は深く短く、かかりつけ医は広く長く

高血圧で糖尿病、そのうえ風邪をひき、花粉症で目がかゆく、皮膚には湿疹、慌てて転んで擦りむいた傷が化膿。気がつけば、カレンダーは通院予定でぎっしり、財布の中は診察券でパン

パン……。そんな中高年、高齢者共通の悩みを解決してくれるのが、診療所のかかりつけ医。健康全般に広く対応し、必要に応じて専門病院を紹介してくれるいわば〝健康の門番〟的な存在です。最近は、初診時にかかりつけ医の紹介状が必要な大病院も増え、その存在がクローズアップされてきました。

診療所と大病院では役割が異なります。大病院は救急医療と専門的治療に特化し、高度の医療機器、専門的技術と知識を持った医師、一定規模以上の入院ベッドを備えているのが強みです。したがって、医師に専門分野以外の相談や生活レベルの話をもちかけると、「うーん、それは私の仕事ではないんだけどな……」と煙たがられる場合もあります。

一方、診療所のかかりつけ医は、頭の上から足の先、皮膚から内臓、フィジカルからメンタルまでとにかく扱う範囲が広い。内科が専門の医師に湿疹や火傷で受診しても、「私には診られません」と門前払いをされる心配はありません。かかりつけ医の守備範囲は患者さんが思っている以上に広いのです。

かかりつけ医の見つけ方

●近所で探す

住んでいる場所の自然環境や地域の特性、近所づきあいの様子など、健康にかかわる生活環境を把握しているので心強い。

●内科か総合診療科が最適

全身を幅広くみることができ、細やかな健康メンテナンスも得意なので健康全般の相談窓口として最適。

●健康診断に対応する診療所

定期健康診断を受ける診療所を選ぶのはよいアイディア。診断データの推移がわかり、変化にも気づきやすい。

●二〇〇床未満の中小病院も対象

一九床以下の診療所以外に、二〇〇床未満の中小病院もかかりつけ医の機能を持つ場合がある。病院に直接確認を。

生活上の出来事や変化を話すと、適度な親密さが生まれる

また、かかりつけ医は、患者さんの健康に何らかの影響を及ぼしかねない生活や環境に気を配ることを自分の仕事ととらえ、積極的にかかわりたいと考えています。

たとえば食事、運動、睡眠、入浴といった日常の様子、家庭内や地域、職場での人間関係、手すりや階段、トイレや浴室など住環境にも興味を持ちますし、ジムに行っている、ウォーキングを始めた、などのセルフケア情報があれば患者さんと共有したいのも本心です。

健康はライフイベントに大きく左右されます。子どもの巣立ち、夫の定年退職、親との死別など人生の節目となる出来事や、生活スタイルの変化などもぜひ知りたい情報です。一見、症状と無関係に思われることを医師に質問されても不審に思わず、可能な範囲で答えていただけるとありがたい。患者さんも遠慮せず、生活上の変化や気がかりがあれば伝えてください。このようなやりとりの積み重ねが、医師との間に適度な距離や信頼関係を築くことにもつながり

ます。

そして、相性のいい医師が見つかったら、ぜひ「私のかかりつけ医になっていただけますか」とお伝えください。そのひと言によって関係性がより明確になり、医師も今の症状だけでなく、健康全般に気を配った、幅広く細やかなアドバイスをしやすくなります。

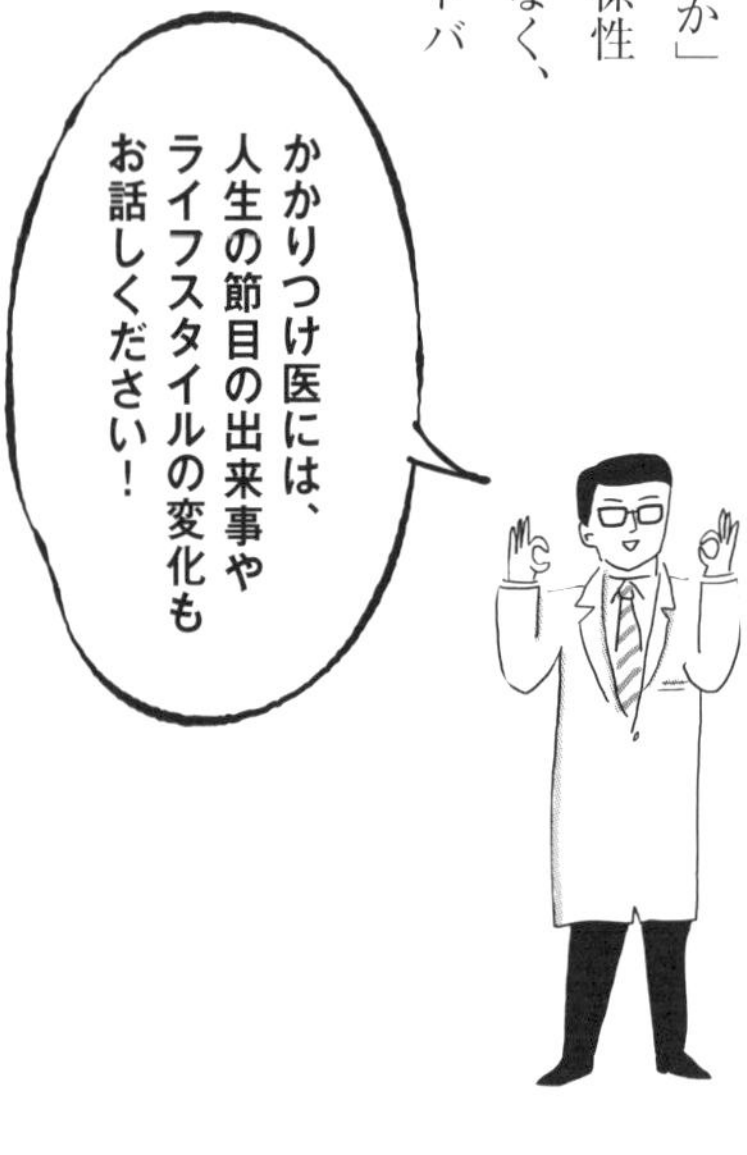
かかりつけ医には、人生の節目の出来事やライフスタイルの変化もお話しください！

第2章

初診、診察、検査

初診で何を伝えるべきか?

「どうしましたか?」で医師が真っ先に知りたいこと

医師と患者が診断と治療という目的に向かって進む、最初の共同作業が初診。しかし初対面同士、互いに話がかみ合わないもどかしさや意思疎通の難しさを感じることも。「どうしましたか?」に込められた医師の意図を知ることで、初診の精度が上がります。

痛みを取ってほしい患者、原因を突き止めたい医師

初診で医師から最初に投げかけられる「どうしましたか?」の質問。一見簡単そうで、実は的確に答えるのが非常に難しく、患者さんが医師との良好なコミュニケーションを図るうえで最初に立ちはだかる壁だといえます。

なぜ難しいのか。ズバリ、問診で患者が訴えたいことと医師が知りたいことがズレているからです。

患者さんは「頭が痛くてつらいから早く痛みを取ってほしい」と訴える。医師はその原因を突き止めるために役に立つ情報が欲しい。問診は、医師が病気を診断する目的で行う患者さんへのインタビューです。「どうしましたか?」には、「さまざまな可能性を絞り込む判断材料が欲しいので、あなたの体に起きていることを教えてください」という意味が込められているのです。

したがって「つらい。怖い。心配だ」などの心情や「私は逆流性食道炎だと思うのです

が」「本で調べたら気胸のようです」といった自己解釈や受け売り、あるいは「妻がどうしても病院に行けとうるさいので……」のような夫婦の会話は、まずは脇に置いておくのが賢明かもしれません。限られた時間の中でそんな説明が続くと、医師はなかなか本題に入れずについいらいらしがちです。

医師が「この患者さんの診断はスムーズに進みそうだ」と目を輝かせるような答えとはどのようなものか。患者さんが伝えるべきポイントが二つあります。

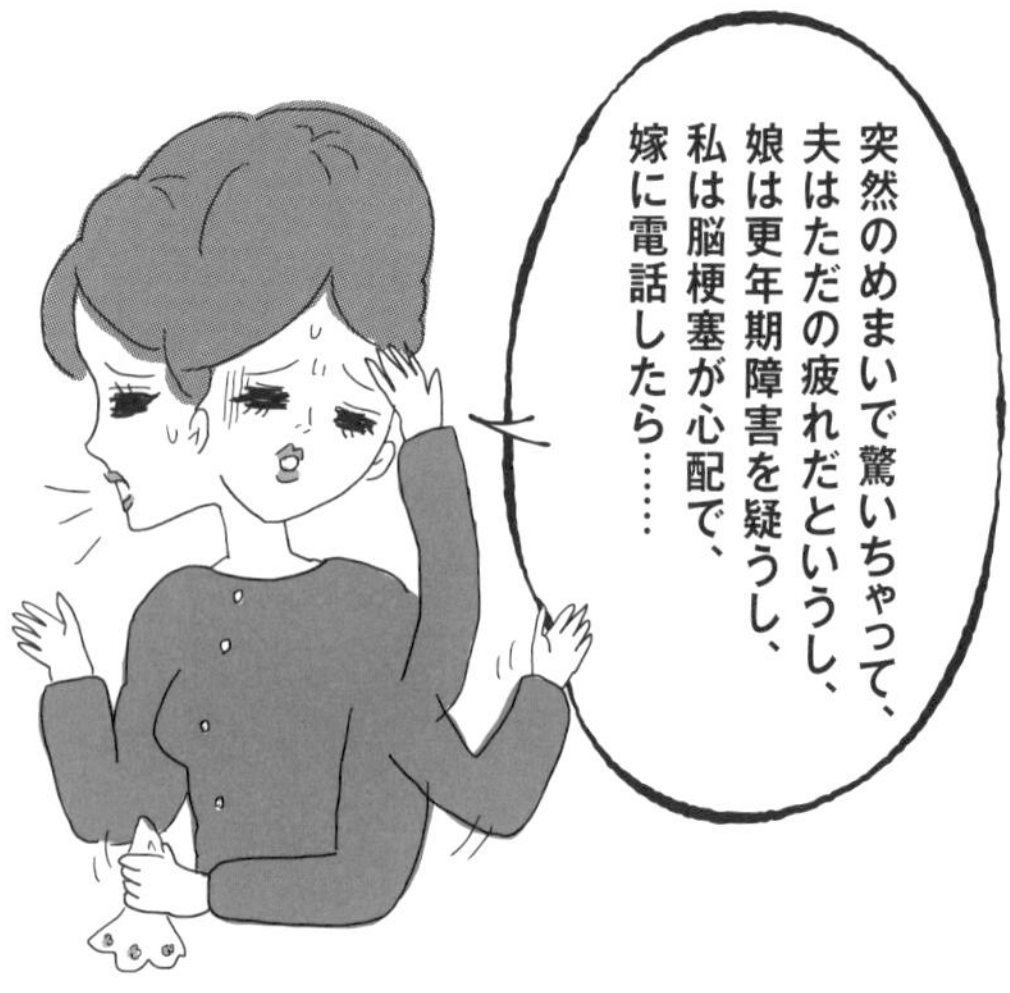
突然のめまいで驚いちゃって、
夫はただの疲れだというし、
娘は更年期障害を疑うし、
私は脳梗塞が心配で、
嫁に電話したら……

症状の変化を、時間を追って友達に伝えるように話す

一つ目は医師が真っ先に知りたい「主訴」。「頭が痛い」「おなかが痛い」「めまいがする」など困り事をひと言で簡潔に伝えると、まずはそれがカルテの最初に書かれます。

二つ目は最初に具合が悪くなったときから現在に至るまでのストーリー。その症状がいつどのように始まり、どう変化してきたかの経過を話すのです。

ポイントは、時間軸に沿って順序よく語ること。もし最初に「もともと頭痛持ちなので

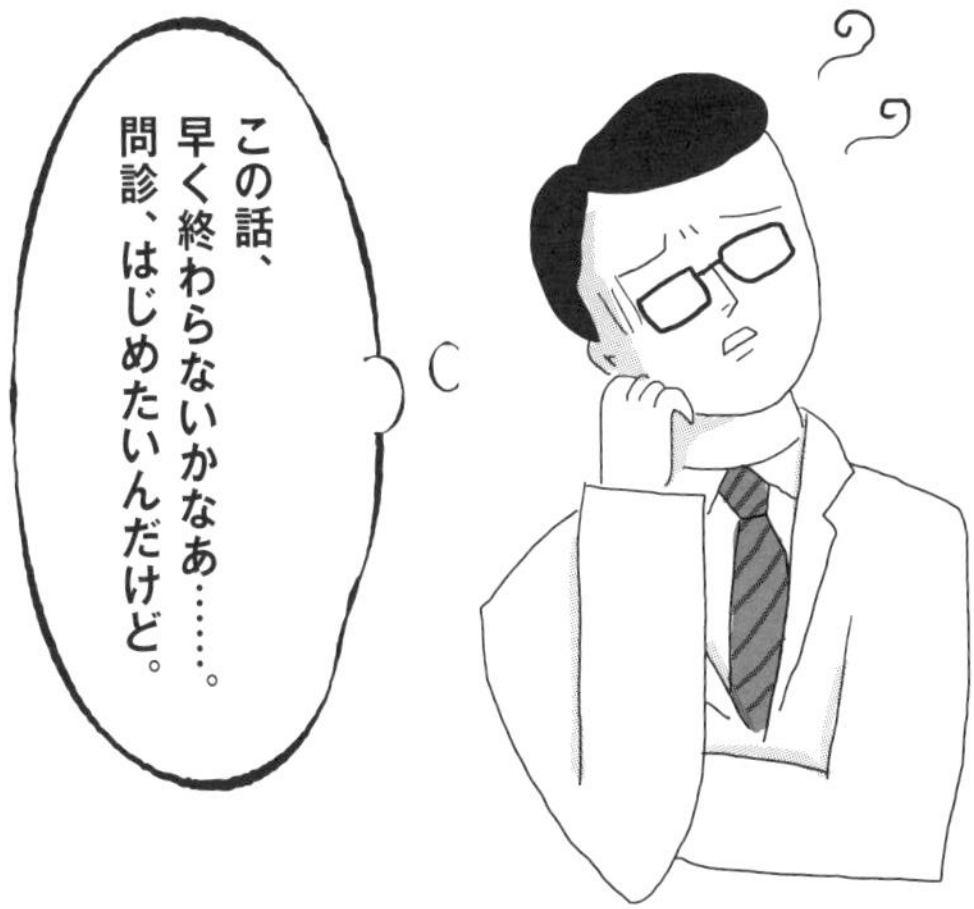
この話、
早く終わらないかなぁ……。
問診、はじめたいんだけど。

すが」「頭痛知らずだったのですが」といったひと言が加われば完璧。相手が医師だからといって気負ったり緊張したりせず、自分の身に起きたことを「ちょっと聞いてよ」と友達に伝えるようなつもりで話してくれるととてもわかりやすいのです。

ここまでくれば、医師の頭の中では絞り込みが進み、いくつかの可能性が残されるはず。患者さんは、さらに絞り込むために投げかけられる質問に対して、感情や自己分析など余計な言葉をはさまずに答えていけばよいのです。質問が細かくて「根掘り葉掘り」と感じるかもしれませんが、問診は病気の診断という〝犯人探し〟の推理と同じ。患者さんの体に生じた客観的な出来事や状況が、医師にとっては重要な手がかりとなりうるのです。

case
1

痛むとき何をしていましたかと聞かれたが、特に何もしていなかった

二〇代の頃から軽い頭痛持ちだったAさん（四九歳）。ひと月ほど前から、日によっては寝込んでしまうほど痛みが強くなり、近所の内科を受診しました。

症状をひととおり話すと、医師が「痛むとき、あなたは何をしていましたか？」と聞いてきました。一生懸命思い出しましたが、ただ居間のソファでくつろいでテレビを見ていただけ。「いいえ、特に何もしていませんでした」というと、医師は驚いたような顔で「そんなはずはないでしょう」。Aさんはどう答えたらよいかわからず、診察室に一瞬、気まずい沈黙が訪れました。

患者の心得

「くつろいでいた」でもよい。あなたの状況を医師は知りたい

通常の会話で、「ソファでくつろいでいた」は「何もしていなかった」に等しくても、問診では「何かをしていた」ことになり、医師はまさにその答えが欲しいのです。静かにしていたのか、運動後なのか、重い荷物を持ったときなのかで頭痛の原因が異なるからです。また「赤ワインを飲んでいた」など一見無関係に思える話も、片頭痛を起こす要因とつながり、非常に役に立つ情報となります。あるいは、めまいの発生が「布団の中で目を開けた瞬間か、起き上がったときか」で病気の種類も治療法も異なってきます。医師はそのときのあなたの動作や状況を知りたいのです。

case 2

「MRI検査を希望」と書いた問診票を見て、医師の機嫌が悪くなった

右手のしびれやめまいの症状が気になっているBさん(五三歳)。最近、気分もふさぎ込みがちで判断力も落ち、物忘れも多くなったと感じており、重大な病気ではないかと心配で総合病院を受診しました。

問診票に症状や経過を記入しているうちに不安が募り、「脳梗塞か若年性アルツハイマーではないでしょうか。MRI検査を希望します」と書き加えました。原因を知りたいからこその正直な思いだったのですが、診察のとき問診票を見た医師がムッとした表情に……。余計なことを書いてしまったかと反省しています。

患者の心得

検査をするか否かは患者が決めることではない

問診票に「MRI検査を希望」と書いてあったり、初診でいきなり「CT検査をしてください」といわれたりすると、多くの医師は気分を害します。検査をするか否かは専門家である医師が決めること。患者さんのリクエストに「はい、わかりました」と応じるような簡単なものではないからです。

検査とは、ある程度診察が進み原因が絞られた時点で、必要に応じて確認のためにピンポイントで行ってこそ意味があるもの。同様に、問診票には「胸やけ」、「胃もたれ」と症状を書くべきで、「食道炎」などと臆測の病名が記入してあると医師は無意識にイラッとしてしまうのです。

case 3

体重の変化を聞かれて恥ずかしい

問診で「最近体重の変化がありましたか？」と聞かれたCさん（五五歳）。躊躇しながら「……はい、食べすぎて三キロ増えました」と正直に答えると、医師が笑っています。何がおかしかったのでしょうか。

患者の心得

体重の増減は大事な質問事項

食べすぎが原因で体重が増えたなら安心、と思ったのです。ダイエットをしていないのに痩せた場合はがんや糖尿病などの可能性が考えられます。逆に、要因もなく体重が増えるときは心不全などの病気のサイン。恥ずかしがらずに事実を伝えてください。

医師の所見、どう受け止める？

「風邪ですね」の言葉から読み取れる本音と思惑

診察を終えた医師が、「風邪ですね」と診断をする。
一見簡単な言葉の中に、
現状と先の見通し、患者への負担軽減や
医療費の問題など
医師のさまざまな思惑が込められています。
診察室で医師がよく使う、この言葉の本音と思惑とは？

「風邪です」と自信を持って診断できる医師はいない

「三日前から微熱が続いて、喉が痛くて、咳と鼻水が止まりません」、「風邪ですね」……。

診察室で日常的に交わされるこのような会話。しかし、「風邪だ」と一〇〇《パーセント》自信を持っていえる医師はいません。がんをがんと診断するのはさほど難しくないのですが、風邪を風邪と診断するのは、実はとてつもなく難しいことなのです。

たとえば胃に〝何か〟ができたとき。内視鏡で取ってきた細胞を顕微鏡で調べ、がん細胞が見つかれば、医師は「胃がんです」と断言することができます。

一方、風邪の場合はどうか。

風邪はウイルスの感染によって起こる病気ですが、そのウイルスを一般的な血液検査や画像診断で見つけることはできません。しかるべき研究機関で徹底的に調べようとすると、患者の身体的負担も大きく、医療費も膨れ上がり、結果が出た頃には治っている確率も高く、メリットよりデメリットのほうが明らかに大きい。医師は、検査に頼らず診察だけで風邪と診断しなければならないのです。

そのような状況で患者さんに「風邪ですね」と診断をくだす医師の胸の内を、私は次のように分析します。

〝八割がた風邪と考えられるが、それ以外の病気の可能性も二割くらいはある。しかし一刻を争う状況ではなく、患者さんに負担をかけてまで詳しい検査をする必要はないだろう。今は風邪と診断して、とりあえず経過をみることにしよう〟

このとき医師が犯してはいけないエラーが二つあります。風邪に似ているが風邪ではない怖い病気を見逃してしまうエラーと、風邪

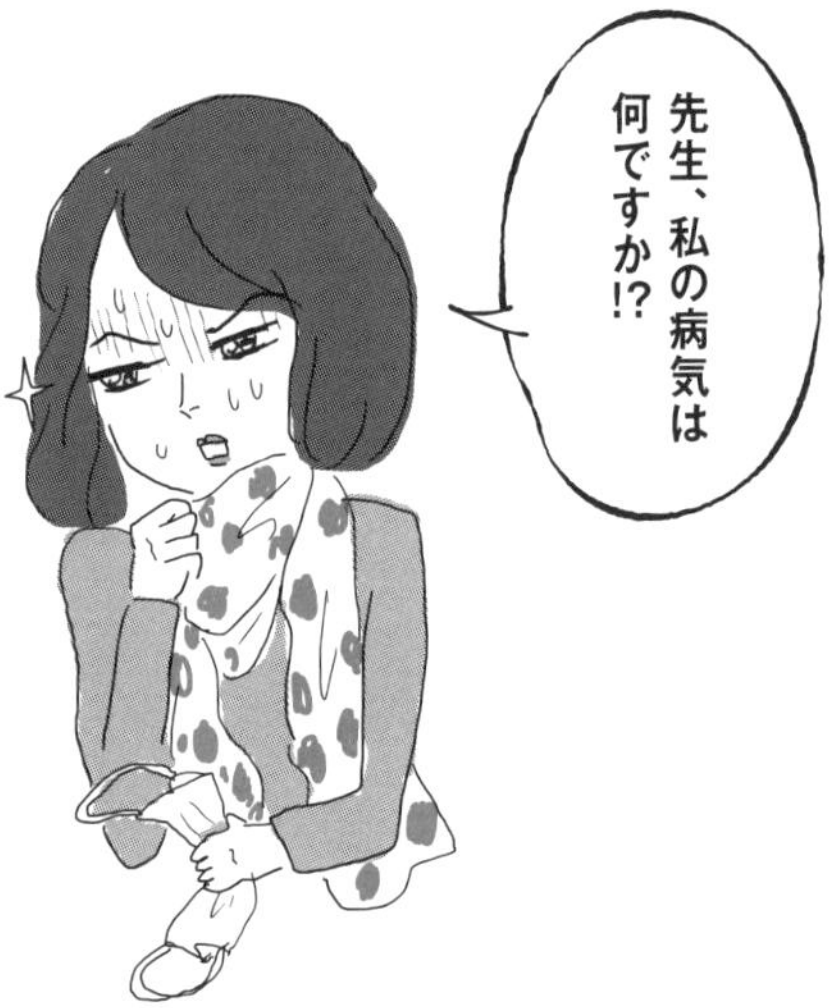

なのに不必要な検査を行い患者さんに負担をかけてしまうエラー。医師は、後者を回避するために「様子をみる」という手段を選択し、前者を回避するために、必要に応じて「症状が続くようだったらまた来てください」とつけ加えるのです。

「重い病気ではない」と、とりあえず安心してよい

医師が患者にすべてを正直に話すことが最善とは限りません。もし「ぜんそくか肺炎か肺がんの可能性も数パーセント程度はあります」などと告げたら、患者は混乱し、余計な不安を抱く

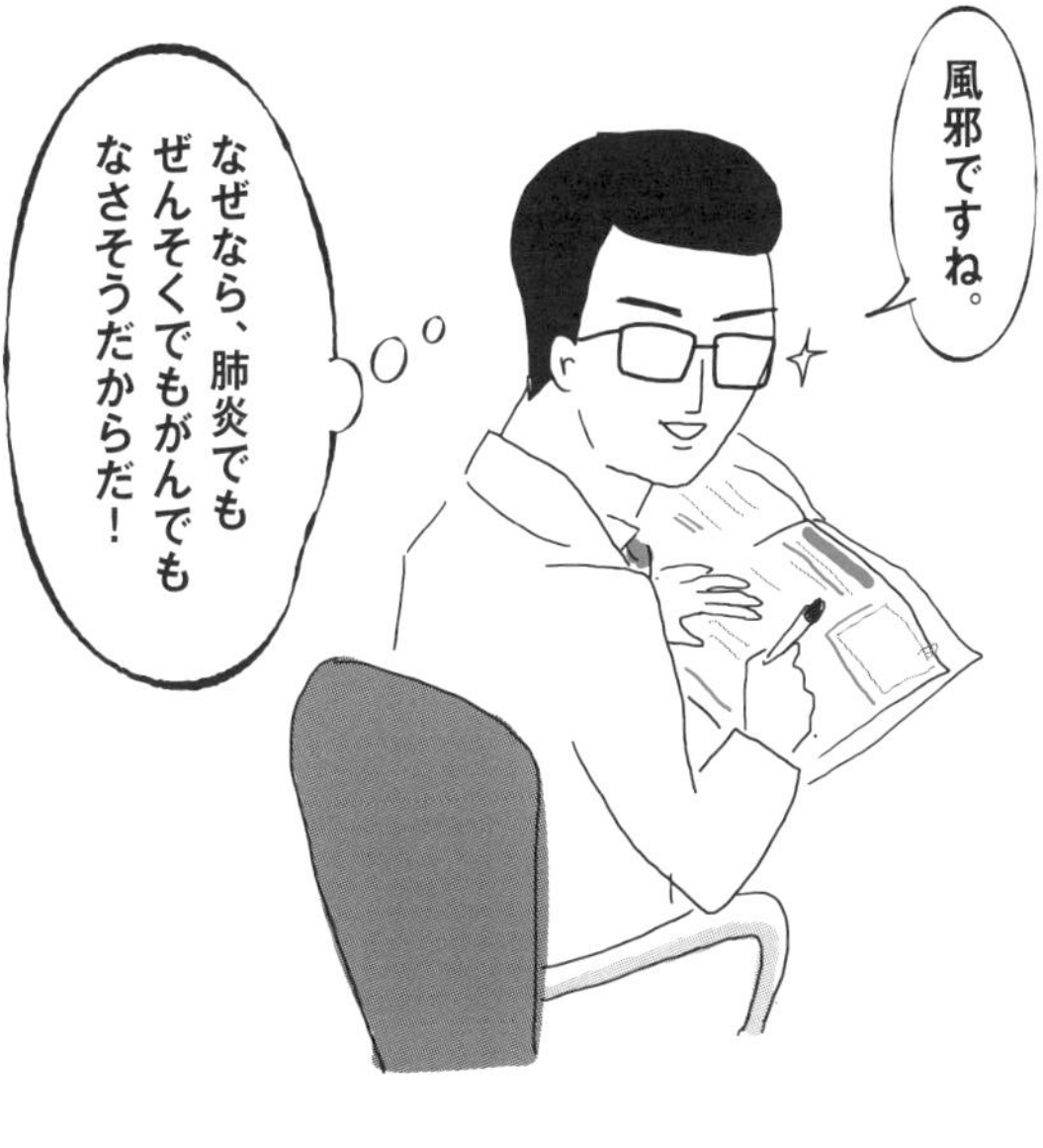
風邪ですね。
なぜなら、肺炎でもぜんそくでもがんでもなさそうだからだ！

でしょう。風邪に似た症状を風邪と診断するのは、適切な医療といえます。

したがって、医師が「風邪ですね」といったときの「風邪」とは「風邪のようなもの」の総称であり、「おそらく四、五日でよくなる」「すぐに入院しなければならないような重い病気ではない」という意味なのだと理解すればよいでしょう。

同じことは、肩こりにもいえます。肩こりを見つける血液検査はなく、MRI検査を行っても証明することはできません。よくある病気や症状ほど診断が難しいのです。

case 1

「様子をみましょう」といわれてがっかり。腰痛を何とかしてほしいのに

Aさん（五三歳）は一週間前からの腰痛で歩くのもつらく、整形外科を受診しました。医師は、痛むのはどの場所か、手足にしびれがないか、転倒していないか、どんなときに痛むかなどを詳しく聞き、その場で前かがみや後屈をさせて痛み具合をみるなど丁寧に診察をしてくれました。

ところが、レントゲンもCTも撮らず、「様子をみましょう。治らなかったらまた来てください」で診察は終了。痛み止めの薬も出してもらえず、Aさんは期待外れでがっかりしてしまいました。別の病院にかかろうかと悩んでいます。

患者の心得

「おおむねこのままよくなる」と同じ意味にとらえればよい

この医師は、丁寧な診察の結果、Aさんの腰痛が内臓疾患や骨折など重い病気や外傷から生じている可能性は少ないと判断したのでしょう。そうであれば、ほとんどの急性腰痛は自然によくなり、精密検査も痛み止めの薬も必要がありません。「様子をみる」は患者さんに最も優しい医療行為であり、「何もしなくてもそのうちによくなる」というメッセージととらえてください。

「時間は最良の検査であり薬である」という言葉があります。時間を上手に使って様子をみて、万が一の事態を見逃さないために次の診察の約束をする……。経験豊富な医師だからこそできることです。

case
2

「治りますか？」と聞いたら「わかりません」との返事。私は治らないのでしょうか

昨日から突然片方の耳が聞こえなくなったBさん（五〇歳）。丸一日たっても改善しないので心配になり、総合病院の耳鼻科を受診しました。診断は突発性難聴。早めに治療を始めれば予後はよいと思うといわれ、ステロイド薬を処方されました。

しかし、恐る恐る「私の耳は治るでしょうか」と尋ねると、なんと「わかりません」との返事が！　専門医が治るかどうかわからないほど重症なのか、このまま耳が聞こえなくなってしまうのかと不安でいっぱいになりました。

「わからない」とはどういう意味なのでしょうか。

患者の心得

医師の「わからない」は、「確実なことはいえない」の意味

私も大学時代に同じような経験をしています。右目をテニスボールが直撃し、充血して真っ赤になり、直後に視力を失ったのです。眼科医の診断は「前房出血」。眼球の一部から出血し、一時的に見えなくなっているとのことでした。

私が「治りますか?」と聞くと、その医師の返事も「わかりません」でした。当時は私も不安におののきましたが、幸い大事には至らず。今思えば、それは「確実な保証はできない」の意味だったのだと理解できます。

医師の「わかりません」は、「不確実なことは軽々しくいえない」という慎重さから発せられる言葉なのです。

case 3

診察中にパソコンばかり見ている

高血圧で定期的に通院しているCさん（五八歳）。主治医が診察中、パソコンにばかり向いているのが不満です。ろくに顔も見ずにきちんと診断ができるのでしょうか。

患者の心得

カルテの作成は重要な仕事

患者さんの病状をパソコンのカルテに記録するのは医師の非常に重要な仕事です。これがなければ、基本情報や経過がわからず、毎回初診と同じ。適切な診断をくだせません。

ただ、表情や顔色も重要な診断材料です。まったく顔を見ないのは医師の対応としてはよろしくないですね。

その検査は本当に必要か？

〝病名さがしの旅〟検査は大きく分けて二種類

何度も検査を受け、
最終的に「特に問題はありませんでした」
といわれて拍子抜け。
あんなにたくさんの検査が必要だったのだろうか、
と疑問に思うことはありませんか？
なぜ検査が繰り返されるのかを理解し、
不満やイライラを解消しておきましょう。

病気が〝あること〟より〝ないこと〟を証明する検査

血液検査、尿検査、レントゲン、超音波、CT、MRI、内視鏡……病院で、ふと気がつけば乗せられている検査のレール。検査のためだけの通院や入院が必要な場合も多く、身体的にも時間的にも大きな負担となり、肝心の治療に行き着く前にほとほと疲れてしまうこともしばしばです。

もちろん大半は必要な検査なのですが、「九割がた問題はないと思うけれど、念のためにやっておいたほうが安心だ」と考えて行う検査も少なくないのが事実。医師には、検査のループに陥りやすい独特の思考回路があるのです。

それは、いったいどのような回路なのでしょうか。検査には、病気を特定する（黒を黒とする）検査と、病気がないことを証明する（白を白とする）検査の二種類があり、医師の考える検査の多くが後者なのです。ちなみに、難しいのも後者の検査。例えば、頭痛の患者を診察した医師が平然とCT検査やMRI検査を行うときは、たいてい、くも膜下出血や脳卒中や脳梗塞などの怖い病気が〝ないこと〟を証明するのが目的です。結果、白だと確信すると、医師はとりあえず安心して「特に病気は見つかりませんでした」と患者に告げます。

このとき患者さんが「では、原因は何なのでしょう?」と聞いてしまうと、二人は果てしない検査の旅に出ることに。白を白とする検査をいくら重ねても他の病気の可能性は残り、一〇〇パーセント白にはならないからです。どこまで突き詰めるかは医師の判断によりますが、「原因を知りたい」欲求と「危険な病気を見逃したら大変だ」との不安から、医師は次々

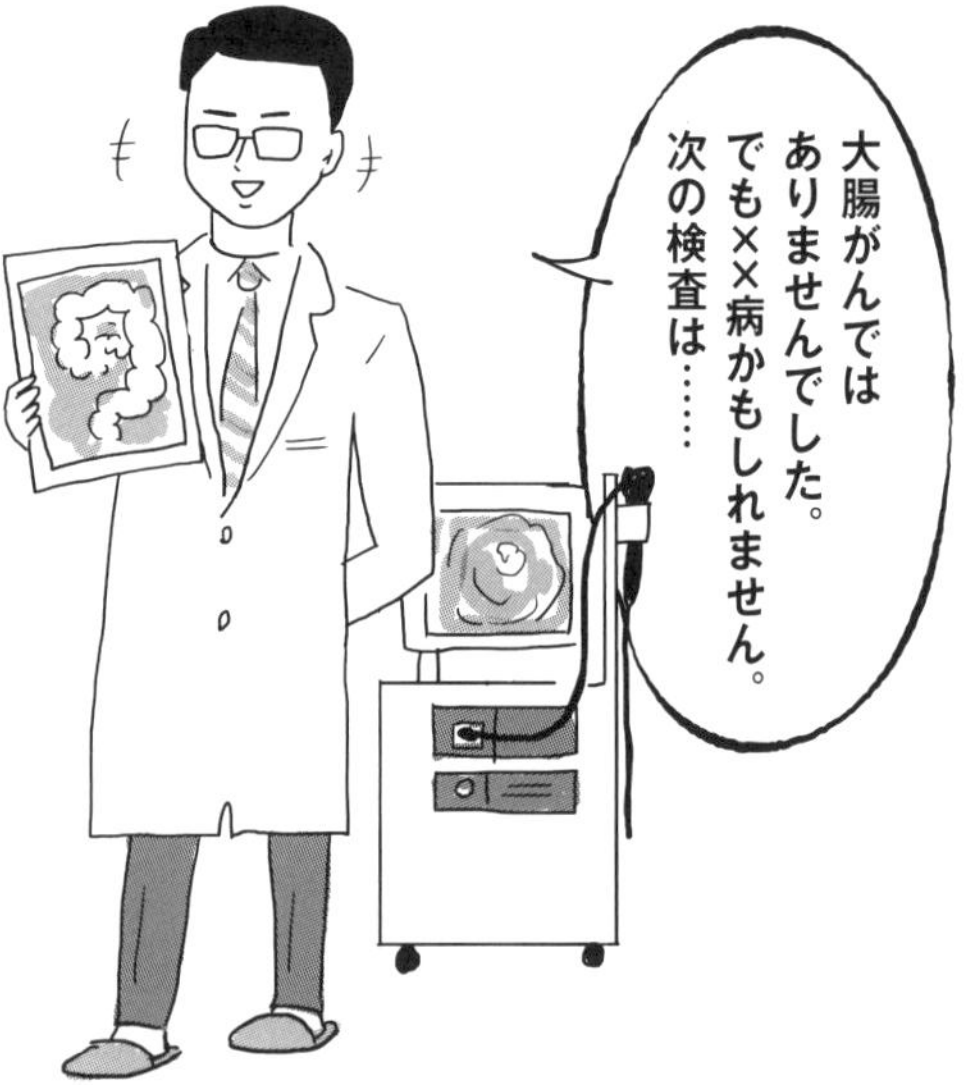
大腸がんではありませんでした。
でも××病かもしれません。
次の検査は……

と検査を重ねることになりがちです。

　検査モードに陥りかけた医師のスイッチを切り替えるには、患者さんが「病名探しよりも、今自分が困っていることを解消してほしい」と伝えるとよいでしょう。

間違うこともある検査結果。頼りすぎるのは考えもの

最近の医療は、検査至上主義に陥っている傾向にあります。たとえばインフルエンザの検査。約一〇年前に検査キットが開発されると瞬く間に日本中に普及し、診察で明らかにインフルエンザであっても検査で陽性と出なけ

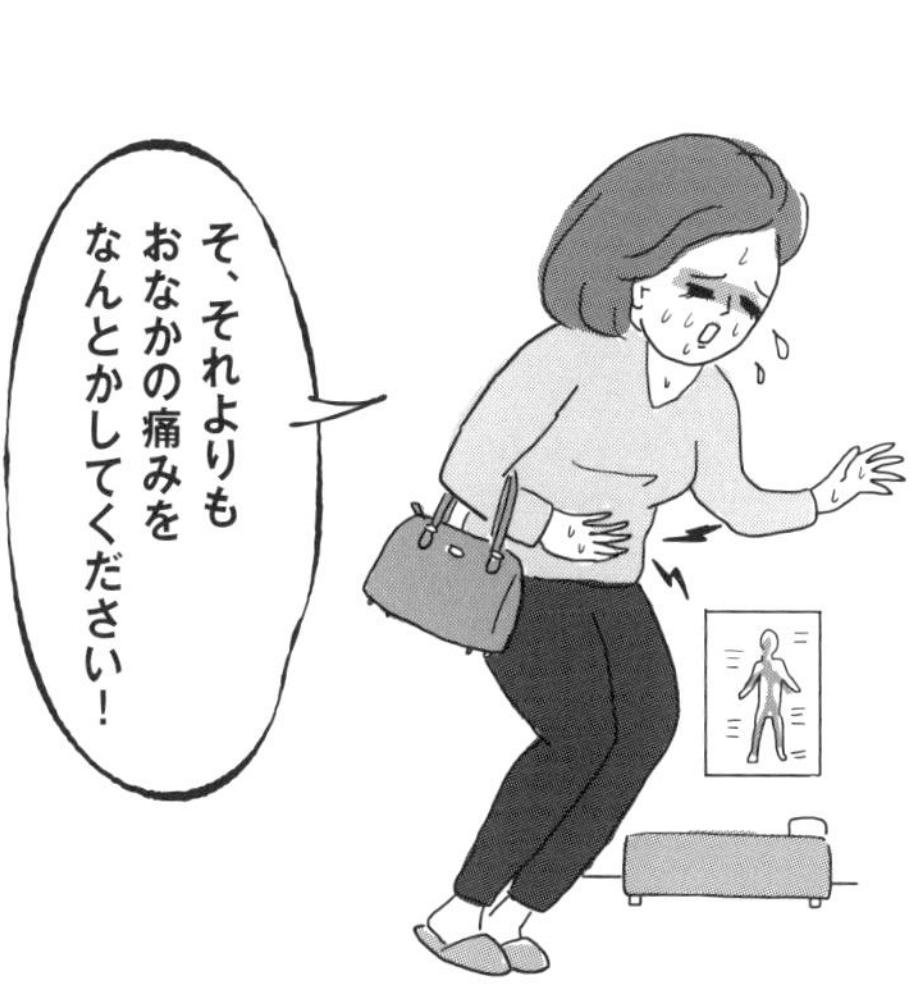
そ、それよりも
おなかの痛みを
なんとかしてください！

れば医師も診断できない、患者も納得できないというおかしな現象が起きています。ところが困ったことに、検査の精度が一〇〇《パーセント》ではないのです。

たとえば、誰がみてもインフルエンザなのに検査で陰性と出てしまい、医師も患者さんも混乱する事態が少なからず起きています。その場合はたいてい検査が間違っています。一体、何のための検査なのか。具合が悪いのに検査のために無理をして医療機関を受診するより、家で寝ていたほうがいい場合もあるのです。

患者側も、検査結果に頼りすぎる傾向から脱却する必要がありそうです。

case
1

「異常はありませんでした。よかったですね」といわれたが何が〝よい〟のかわからない

二週間前から鈍い腹痛が続いていたAさん（五五歳）。病院の内科を受診した後、検査のために二日も費やして超音波とCT、さらにMRIの検査も受けました。結果を聞きに行くと医師が満面の笑みで、「何も異常はありませんでした。よかったですね。ご安心ください」というのです。

腹痛は相変わらず治っていません。原因がわからないままなのにいったい何がよかったのか、何を安心しろというのか、医師の真意がまったくわかりません。「よかったですね」に対してどう応えたらいいいのか、Aさんは戸惑っています。

患者の心得

何に困っているか、どうしてほしいかを伝えよう

「放っておいたら大変なことになるような病気ではありませんでした」という意味の「よかった、安心してください」なのです。これに対して患者さんが「では何の病気でしょうか」、「でもまだ痛いのですが」などと返してしまうと、医師は「もっと調べてほしいのか」と勘違いしかねません。

「怖い病気ではないのですね」と〝理解〟を表し、「ただ、腹痛が治らず日常生活にさしつかえています」と〝苦痛〟を訴え、「痛みを軽くする方法はないでしょうか」と〝希望〟を伝えるとよいでしょう。医師の思考回路が、検査ではなく症状に対応しようとする方向に切り替わりやすくなります。

case
2

さらに詳しく調べたい、と検査入院をすすめられた。高齢なのでできれば避けたい

Bさん（八五歳）は急にふらつきが激しくなり、病院を受診。ひととおりの検査を受けましたが、原因は特定できませんでした。

後日受診した脳神経内科の医師が「精密検査のために二週間入院してください」といいます。症状は落ち着いており、この年齢での長期入院で筋力がさらに落ちることを心配したBさんは、「できれば検査は受けたくない。このまま様子をみたい」と拒否。最終的に説得をあきらめた医師は「無理にとはいいません。ここでの治療は終了ですね」と機嫌を損ねてしまいました。どう対応すればよかったでしょうか。

患者の心得

検査で何かが見つかる確率がどれくらいあるか聞いてみる

医師も医師なりの必要性を考えて検査をすすめています。あからさまに「受けたくありません」と拒否すると関係がぎくしゃくしてしまうことになりかねません。

「その検査で何かが見つかる確率はどれくらいとお考えでしょう」と聞くのも一つの方法です。怖い病気の可能性が高いので必要な検査なのか、安心を得るための確認の検査なのかによって患者さんの判断も違ってくるでしょう。また、検査を受けなかった場合の対応について尋ねてみるのもよいですね。必要性を確認したうえで意思を伝え、検査を受けない選択をしても医師との関係を保てるのが理想です。

第3章

検査結果、診断

検査で何がわかるのか？

検査結果が異常値でも病気とは限らない

検査結果の数値が基準値からはみ出ると、患者は心配になり、医師は何とか手段を講じようと動きます。

しかし、数値の持つ意味合いはさまざまで必ずしも病気と直結はしません。

「どれくらい深刻ですか？」のひと言が、自分自身の安心にも、不必要な治療を免れることにもつながります。

その数値は心配なのか？ わかりにくい検査結果

検査結果を知らされる前は誰しも少なからず緊張し、不安を抱くものです。示された数値が正常範囲を大きく超えて高かったり（低かったり）すると、大変なことになったと目の前が真っ暗になるかもしれません。しかし、数値だけで病気と診断されるケースはむしろ少数。たとえ基準値から大きく外れていても、さほど心配のない場合が意外に少なくありません。患者さんにはわかりにくい検査の数値の意味。いったいどうとらえたらよいのでしょうか。

血液検査の数値が病気と直結しているものに、糖尿病と脂質異常症があります。血糖値が診断基準に当てはまれば糖尿病、コレステロール値や中性脂肪が異常値を示すと脂質異常症と自動的に病名がつきます。すると多くの医師の思考は、放っておいてもまず大丈夫な場合でも、何らかの治療を施して異常値を正常範囲内に戻そうとする方向に働きます。しかし、数値の異常と病状の深刻さは必ずしも一致しないのです。

たとえば中性脂肪が三〇〇mg／dlだとしたら（基準値は三二〜一三四mg／dl）、あまりの高さにびっくり仰天するかもしれませんが、実はそれほど大したことではありません。一方、血糖値が三〇〇mg／dlだったら（基準値は七〇〜一三〇mg／dl）……これは大問題。即、入院の可能性もあります。その違いは患者さんには判断できません。医師に、自分の数値はどれくらい深刻なのかを確認してみましょう。

この患者さんからの問いかけが、「数値的には病気だけれど、治療せずに様子を見てみよう」との選択肢につながることもあります。

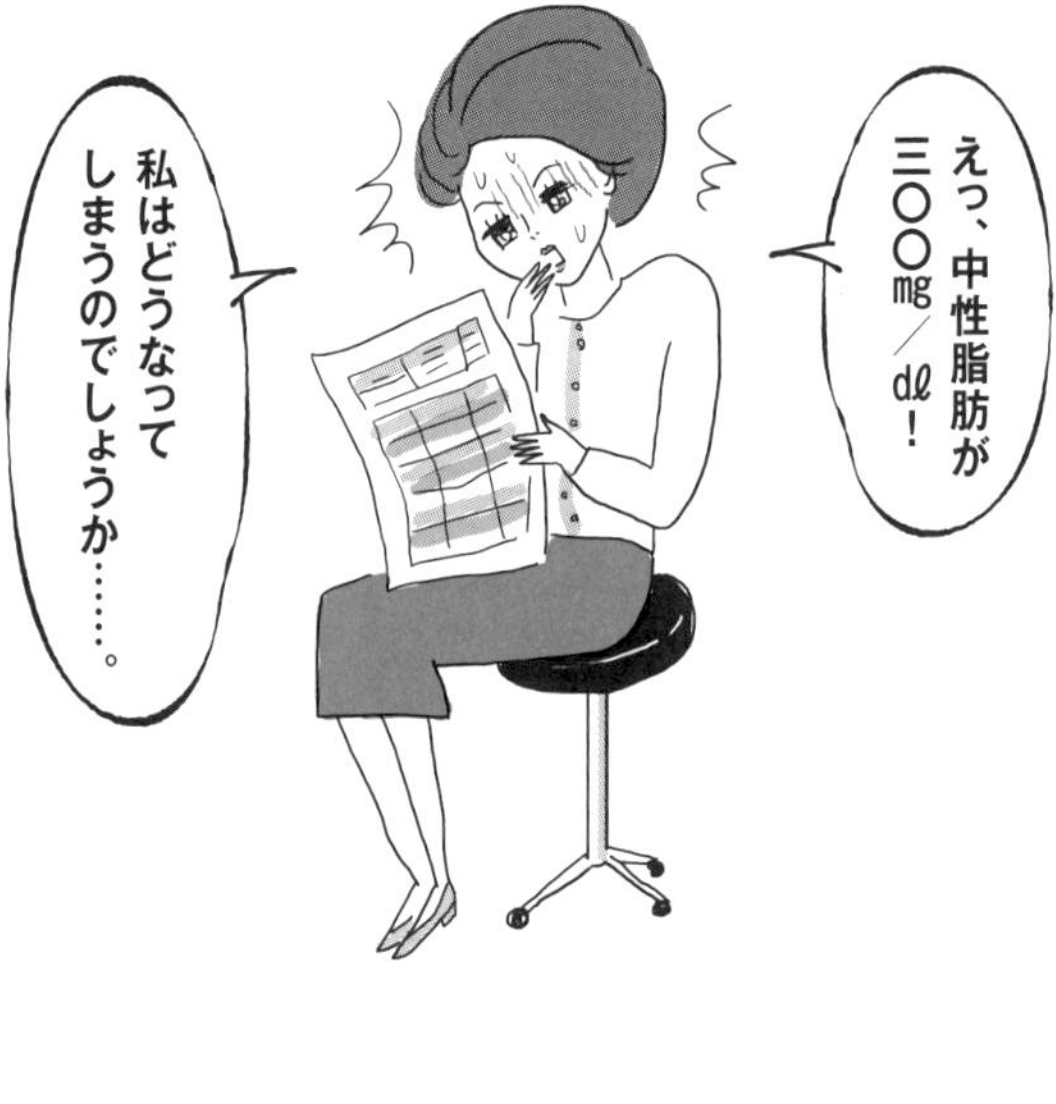
えっ、中性脂肪が三〇〇mg／dl！
私はどうなってしまうのでしょうか……。

腫瘍マーカーの数値とがん発症の可能性は結びつかない

一方で病気と直結しない数値も多くあります。患者さんが最も翻弄されがちなのは、検診目的で受ける腫瘍マーカー（ＣＥＡ）検査だといえます。がんが特異的に産生する物質を、血液検査により測定することが可能です。

しかし、腫瘍マーカーの値が高いという報告を受けたとしても、多くの場合それだけでがんが体の中に存在する可能性が高いとはいえません。逆に数値が基準値以内ならがんが全くないとも言えません。前立腺がんは例外

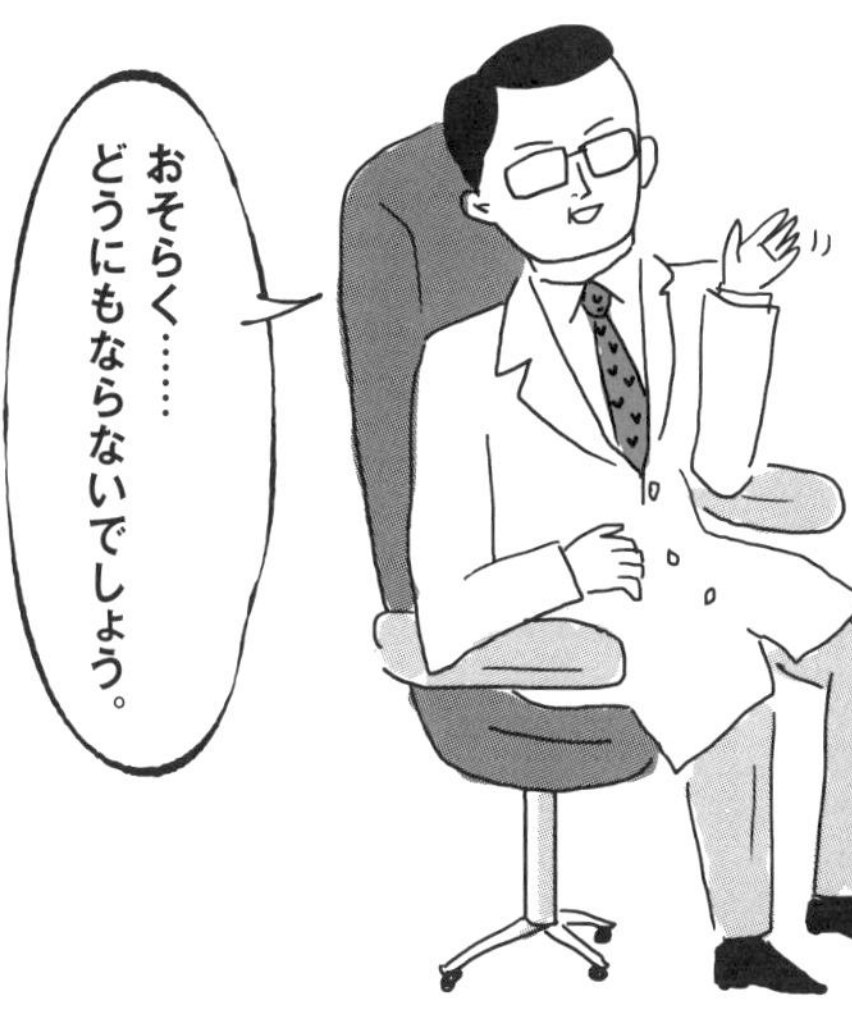

とされていますが、ほとんどの早期がんで腫瘍マーカー値が上がることはありません。数値と病気の本態がかけ離れているのです。

とはいえ、腫瘍マーカーの値が高いとなれば多少の不安は残るもの。定期的に検査を受けることをすすめられ、身体的負担や拘束時間が増えるリスクも大いにあります。人間ドックなどで腫瘍マーカーのオプションがあったときには、メリット・デメリットを考えて必要性を判断するのがよいでしょう。

case 1

「貧血です。このままだと大変なことになりますよ……」と、医師に脅かされた

健康診断の結果、ヘモグロビン値（赤血球中の血色素の値。女性の基準値は一二・一～一四・六g／dℓ）が九・八g／dℓで「異常」との結果が出たAさん（四八歳）。自覚症状は何もなかったのですが、少し心配になって近所の内科を受診すると「鉄欠乏性貧血」との診断。「このままだと大変なことになりますよ」といわれ、しばらく飲み続けるようにと鉄剤を処方されました。

日常生活に何の支障もなく過ごしているのに、突然〝患者〟にされてしまったことに納得のいかないAさん。治療は本当に必要なのだろうかと半信半疑です。

患者の心得

「放っておいたら、一か月後にどうなっているか？」を聞いてみる

生理がある女性に、体質上貧血が見つかることも少なくありません。私でしたら「やや貧血気味ですね。鉄分の多い食事を心がけましょう」程度の対応をするかもしれません。鉄分の錠剤で具合が悪くなるケースも結構あります。杓子定規に正常値にこだわる必要はないかとも思います。

医師は、往々にしてそのような言葉で患者さんを〝脅し〟がちです。納得できない場合は「放っておいたら一か月後、私はどうなっているでしょう」と聞いてみましょう。意外に心配のない場合も多く、「では、しばらく様子をみますか……」と医師のスイッチが切り替わるきっかけにもなります。

case

2

腫瘍マーカーの数値が基準を超えていた。私はがんなのだろうか

Bさん（五八歳）は、人間ドックのオプションでがんの腫瘍マーカーを調べました。特に心配だったわけではなく軽い気持ちで受けたのですが、届いた報告書を見てみると、なんと基準値の五ng／mℓを超えて八ng／mℓ！

私はがんなのか……と一瞬パニックになり、その日から食欲も落ちてしまいました。

総合病院の予約をとりましたが、混んでいて診察は半月先。四六時中、がんの心配がつきまとい、平穏だった日常生活が一変してしまったBさん。この数値をどう受け止めたらいいのか混乱しています。

患者の心得

がんではない可能性のほうが高い。その程度の検査である

一〇〇〇人の日本人を無作為に集めて腫瘍マーカーの検査をしたとき、数値が八ng／mℓの人は、がんである確率よりそうでない確率のほうがずっと高いのです。

腫瘍マーカー値が少し高いだけで徹底的に調べようとすると、超音波検査、内視鏡検査、CT検査などを重ねた挙句、「明らかながんはありませんでした」と告げられることも多々あります。それに伴う身体的負担は決して小さくなく、その後もがんのことが頭から離れない心理的負担も無視できません。早期発見の目的で調べる腫瘍マーカー値には、〝知ってしまうデメリット〟もあると認識しておきましょう。

case

3

コレステロールの値が上昇

二か月前に悪玉コレステロールの数値が一四四㎎／dℓとなり、主治医に注意を受けたCさん（五五歳）。生活習慣を見直したのに、昨日の検査では逆に一四七㎎／dℓに上がっていました。すっかり落ち込んでいます。

患者の心得

小さな変動に一喜一憂せず長い目で

血液検査の数値は体重と同じで、その日の体調などに多少なりとも左右されます。小さな振り幅の変動にとらわれて一喜一憂するのではなく、長いスパンで見て「だんだんよくなっている」とか「相変わらずだ」などと捉えるのがよいでしょう。

〝病気らしきもの〟の捉《とら》え方を知っておく

〝ごく初期の異変〟もすべて病気？

呪文のように繰り返され、インプットされている「早期発見・早期治療」の重要性。
しかし、検査技術の発達とともに可能になった、早すぎる病気の発見に戸惑うこともしばしばです。
心配しすぎず油断もせず、早期発見の結果を適切に生かすための
医師とのコミュニケーション法とは？

脳内にわずかな死滅細胞。〝隠れ脳梗塞〟か、年相応か

早期発見・早期治療によって多くの人が命拾いをしている一方で、病気ともいいきれないわずかな異変が見つかり、対応に戸惑うケースも起きています。何の症状もなく、放っておいても問題がない可能性も高いのに、不安だけが生じ、定期検査に時間を取られる、薬を飲むはめになるなど納得のいかない負担が増えることもしばしば……。

しかし、わざわざ受けた検査でせっかく見つかった初期の異変を、「知らなければよかった」で終わらせるのはあまりにもったいない。検査でごく初期の病気が見つかったとき、患者さんの受け止め方や医師とのやりとり次第で、早期発見に伴って起こりがちな不利益を利益に変えることができます。

たとえば、隠れ脳梗塞。自覚症状はないものの脳の画像検査で死滅細胞が認められる状態を指します。いきなり「隠れ脳梗塞があります」といわれれば誰もが動揺し、いつ姿を現すのだろう、隠れているうちに何とかしなければ……と心中穏やかではいられないもの

です。しかし、意外にも医師はこの状態をさほど深刻にとらえていません。

　ある程度の年齢になれば、誰の脳にも微細な死滅細胞は存在し、MRI画像にも映ります。MRI検査は主治医ではなく放射線科医が行う場合が多いのですが、放射線科医が読影し、客観的事実として「微細な死滅細胞あり」などと記載したカルテを主治医が見たとき、患者さんに隠れ脳梗塞と伝えるか、年相応と伝えるかの差は、はっきりいって紙一重なのです。医師は、ほとんどの隠れ脳梗塞をその程度の重みととらえています。

　とはいえ、隠れ具合は人それぞれ。程度を

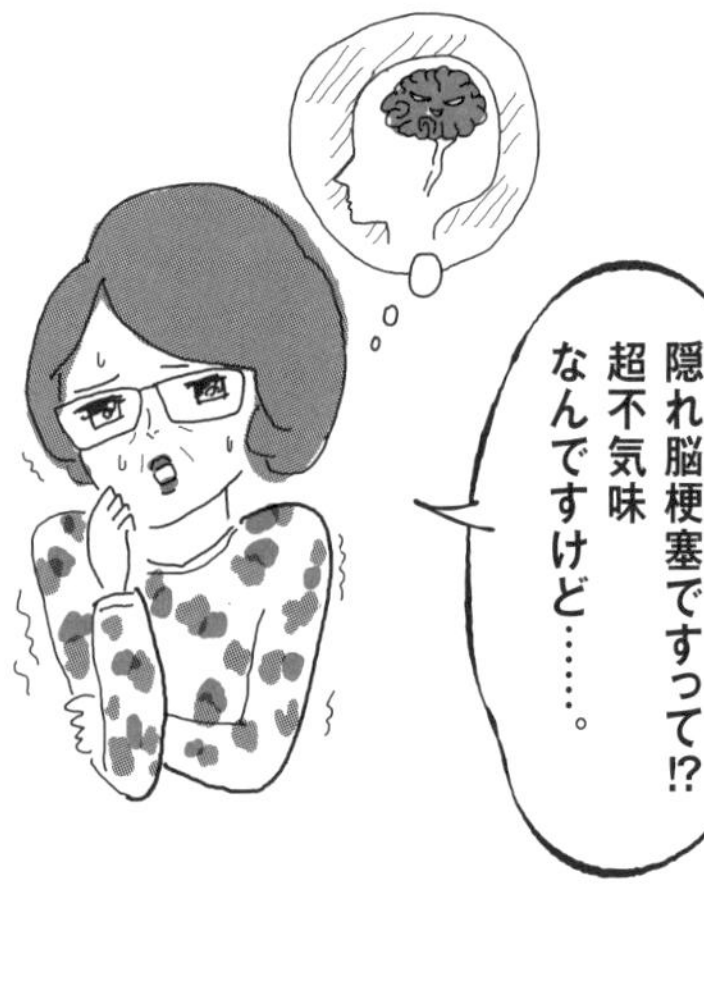

正しく知るためには、「同年代の平均的な脳と比べて自分の状態はどうなのか？」を主治医に確かめるとよいでしょう。

「隠れ○○」を心配するより、健康的な生活を送ること

〝隠れ脳梗塞〟に対処法はあるのでしょうか。

たとえば血圧やコレステロールが高めの場合、それらに対する治療を行うことは意味があります。しかし、脳梗塞そのものに対する治療を行うことはまずありません。隠れている時点で発症を予防する目的で薬を飲むことの有効性には、強い医学的根拠はありません。

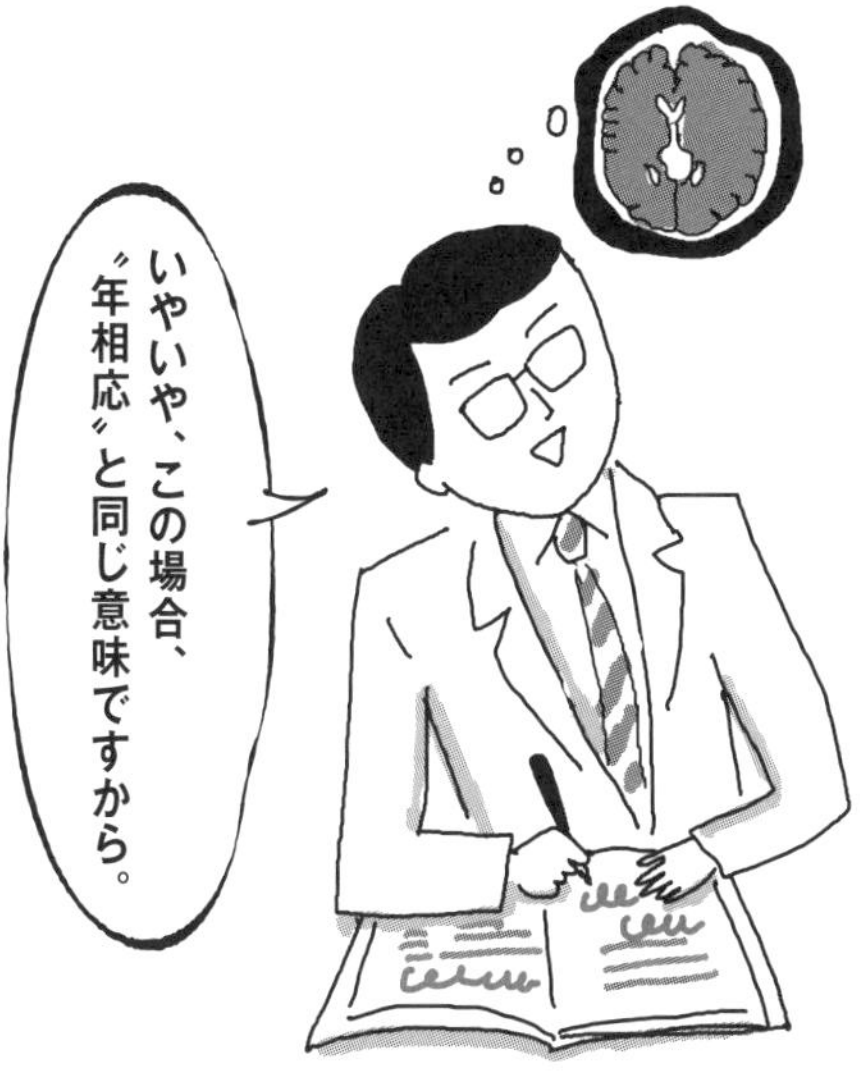
いやいや、この場合、
〝年相応〟と同じ意味ですから。

脳梗塞が隠れている……と思うと不気味で不安ですが、それを心配するより健康的な生活を送ることのほうが大切だといえます。

もう一つ、〝隠れ○○〟といえば〝隠れ認知症〟が思い浮かびますが、おそらく医師たちはその言葉は使わないでしょう。

高齢者の認知症の場合、画像検査は補助的手段にすぎず、症状で診断するので隠れようがありません。ただ、若年性アルツハイマー病の場合は治療法が存在するので、少しでも早期に発見することが非常に重要です。

case
1

頭痛で受診し、念のためにMRI検査を受けたら隠れ脳梗塞だといわれた

二週間前から頭痛が続いているAさん（六五歳）。市販の頭痛薬を飲んでも治まらず、脳の病気ではないかと心配して総合病院を受診しました。診察では頭痛の原因がわからず、医師が「念のために脳のMRI検査を行ってみましょう」というので、大ごとになってしまったな、と思いながら検査を受けました。

結果を見た医師が「ごく小さな梗塞があります。隠れ脳梗塞ですね」というではありませんか。Aさんは頭痛の原因は脳梗塞だったのかとショックを受け、目の前が真っ暗になってしまいました。

患者の心得

症状と検査結果は無関係のことも。早とちりで心配しすぎない

おそらくAさんの早とちりだと思われます。通常、頭痛の原因が脳に存在することはありません。医師は「頭痛の原因らしきものは見つかりませんでしたが……」と前置きをしたうえで隠れ脳梗塞の話をしたのではないかと思います。

ほかにも「腹痛で受診して超音波検査を受けたら胃にポリープが見つかった」など症状とは無関係の検査結果を告げられることは多々あります。両者を結びつけてしまうと余計な心配をすることに。「私の症状とその検査結果は関係がありますか？」と尋ね、困っている症状を何とかしてほしいと訴えるのが賢明です。

case
2

胃にポリープが見つかり、がん化するのでは……と心配。切除したほうがよいだろうか

健康診断で胃の内視鏡検査を受けたところ、ポリープが見つかったと告げられたBさん（五三歳）。症状は何もなく、知人も「ポリープくらいで気にすることなんかないよ」というのですが、念のためにインターネットで調べてみました。

すると「胃のポリープは自然に消えることが多い」と書いてある一方で、「前がん病変のこともある」、「まれにがん化する」などと恐ろしい表現もあり、心配性のBさんはいつか胃がんになるのではないか、そうなる前に早めに切除したほうがいいのだろうか、と不安でしかたがありません。

患者の心得

三段階の中で、どの程度心配なポリープか具体的に確かめる

症状のないポリープはほとんどが気にしなくても大丈夫なのですが、大腸や膵臓など部位や状況によっては注意が必要な場合もあります。

医師に、次の三段階でどの程度心配なのかを確かめましょう。①放っておいて問題のないホクロのようなもの。②定期的に検査をして経過を見たほうがよいもの（その場合どれくらいのスパンで検査が必要なのかも聞いておく）。③ひょっとしたらがんのような重要な病気かもしれないのでさらなる検査をしたほうがよいもの。

ネットの情報に振り回されず、自分の状態を主治医に直接聞くことが重要です。

case 3

手術は早く受けたほうがいい？

眼科で白内障の手術をすすめられたCさん（六〇歳）。日常生活に支障もなく急ぐ必要もないのでは、と対応に迷っています。

患者の心得

待てる病気と待てない病気がある

白内障は〝待てる病気〟なので数年先に延ばしても平気な場合がほとんどです。ただ、自覚症状と関係なく早めに手術をしたほうがよい病気もあり、患者さんには判断ができません。

たとえば心臓の弁の手術などは、何年も先延ばしにすると悪化することもあり、どれくらい急ぐ手術なのかを確かめることが大事です。

よく聞くけれど……その真意とは？

医師が「大丈夫」と言うとき、言わないとき

具合が悪いのに医師には「大丈夫です」と言われ、訝しく思ったことは？

逆に患者が「大丈夫でしょうか？」と聞くと、「大丈夫ですよ」と言ってくれない場合も。

わかりにくい「大丈夫」、その真意を理解しておきましょう。

患者は大丈夫じゃないのに、「大丈夫です」と言う医師

医師が検査結果をもとに「大丈夫です」と話す一方で、患者さんは依然として体調がすぐれず……。診察室で医師の使う「大丈夫」はわかりにくい言葉の代表です。

たとえば腹痛を訴えて受診し、医師に「ＣＴと超音波検査の結果を見るかぎり、大丈夫です」と告げられる。そんなとき思わず、「私はおなかが痛い。大丈夫じゃない」と反論したくなるものです。

なぜこのようなすれ違いが起きるのでしょうか。それは、大丈夫の意味が医師と患者さんで異なるからなのです。

腹痛という症状に対して、医療の専門家である医師は原因を探ろうと考え、患者さんは痛みを取ってほしいと願う。この立場の差が、「大丈夫とは何か」という認識の差に表れます。医師は、検査の結果から「命にかかわる重大な病気ではなさそうだから大丈夫」と安心し、患者さんは「具合が悪いかぎり大丈夫ではない」から不安を拭えずにいるのです。

両者の溝を埋めるのは難しく、解釈の違いにとらわれているままでは時間の無駄となるでしょう。しかし「大丈夫です」で終わらせるわけにもいかない。本当に安心できる状態に持っていくためにはどう対応したらいいのでしょうか。

医師の〝大丈夫の意図〟はくみ取りつつ、「深刻な病気ではないとわかり安心しました。では、私のこの痛みを和らげる方法はないものでしょうか」と問いかけ、話を切り替えるとよいでしょう。医師の頭のスイッチを原因探しから困り事の解決法へ転換させるのです。

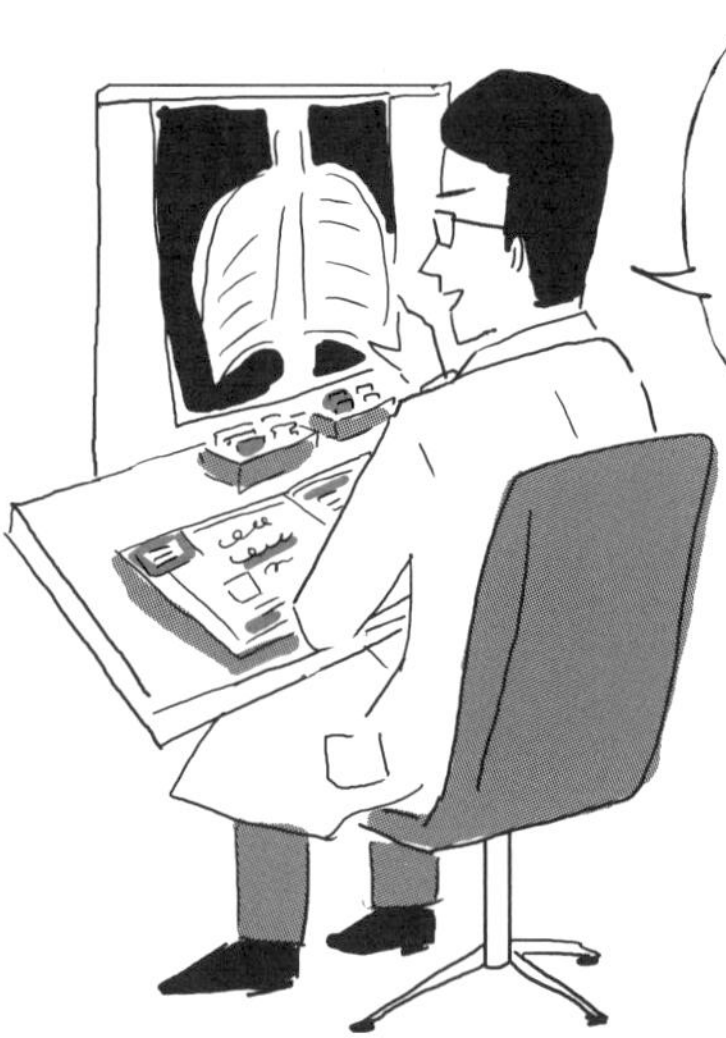

医師が、「大丈夫です」と断言できない〝五パーセントの壁〟

一方で「大丈夫」は、患者さんが言われたいときに言ってもらえない言葉でもあります。がんの検査結果が出て、不安でいっぱいになりながら恐る恐る「私は大丈夫でしょうか？」と聞くと、ほとんどの医師は期待に応えてくれません。「まあ……問題はないと思いますよ」「安心していてよいのではないでしょうか」などと明言を避けるのが常。同様に、「治ります」「薬が効きます」も医師が滅多に言わない言葉です。医学に絶対はないとわかっ

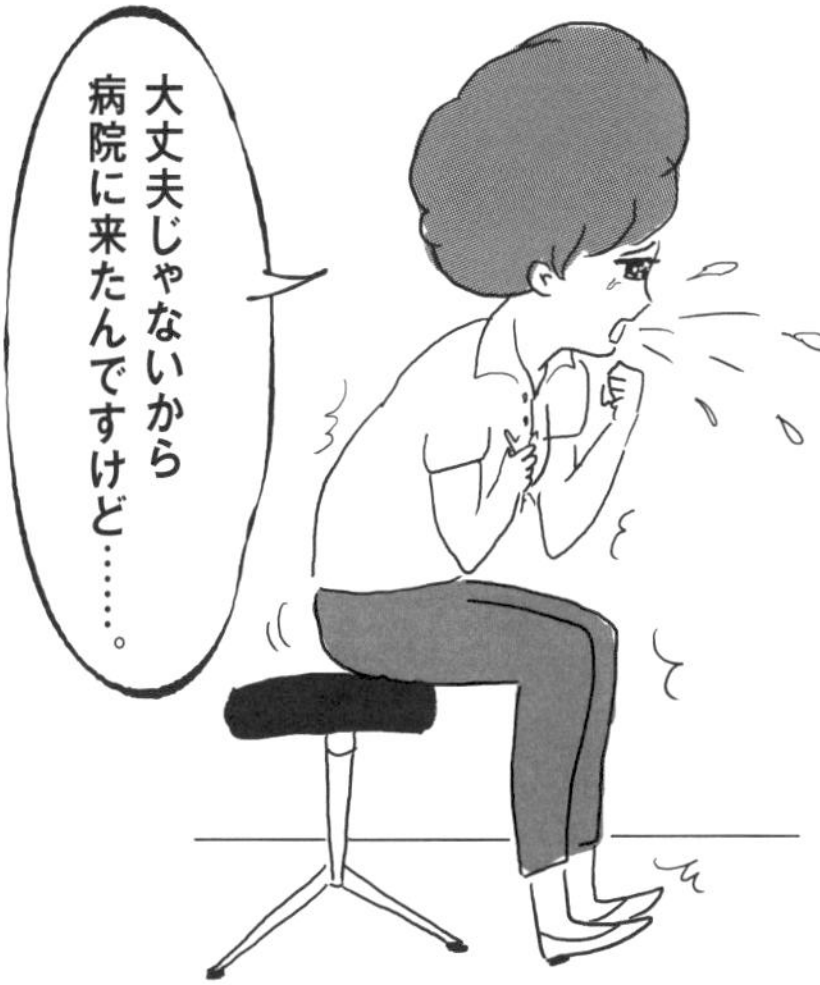

ていても、患者さんとしてはもう少し手応えのある返答が欲しいところでしょう。

医師が「〜だと思います」「〜ではないでしょうか」などの表現を用いてよい結果を伝えるときは、「予想が外れる確率はおおむね五《パーセント》程度で、少なくとも現時点で命にかかわる状況ではない」との判断に基づいています。しかし、この確率を五《パーセント》以下に抑え、限りなく0に近づけようとすると検査に検査を重ねることに。患者さんは、ひとまず大丈夫なのだと安心し、今後どれくらいの間隔で検査を受けるべきかなど現実的な話題に移すのが賢明でしょう。確実な言葉を得ようとこだわると、医師を追い詰めることになりかねません。

case
1

「がんではないでしょう……」。主治医の頼りない答えが不安。どうしたら安心を得られるのか？

食欲不振とおなかの張り、ときどき生じる腹痛に違和感を持っていたAさん（五五歳）。がんを心配して受診し超音波とＣＴの検査を受けました。主治医の診断は「おそらく、がんの心配はないのではないでしょうか」と頼りない答え。思わず「私はがんではないのですね？」と念を押すと、「そうですね……まあ、とりあえずそう思っていていただいて問題はないでしょう」とさらにあやふやな答えが返ってきました。

安心したくて検査を受けたのに、医師はなぜ確実なことをいってくれないのか、Ａさんの不安は増す一方です。

患者の心得

「絶対」「必ず」と聞くのはNG。具体的な数値として尋ねてみる

主治医からそれ以上確実な答えを引き出すのは難しいと思われます。一〇〇パーセントがんではないといいきることは不可能だからです。患者さんが不安のあまり「絶対にがんではないですか？」と念を押したり、治療に際して「必ず治りますか？」などと確認するのは逆効果。医師は言質をとられまいと、かえって不確実な答え方に逃げようとする場合もあります。

たとえば「私ががんである確率は一〇のうちどれくらいですか」と聞くと、医師も「〇・五以下でしょう」などと数値で答えられ、患者さんも自分の状態をイメージしやすく安心を実感できるかと思います。

case 2

咳止めの薬を処方された。「効きますか?」と聞くと「たぶん」としか答えない

Bさん(五二歳)は一か月前から咳が止まらず、肺の病気を心配してCT検査を受けました。その結果、重大な病気は見つからず、医師は「大丈夫です。よかったですね」と言って咳止めの薬を処方してくれました。

Bさんはひとまず安心しましたが、咳は相当つらかったので「この薬は効くでしょうか?」と聞くと、「たぶん効くと思います。とりあえず飲んでみてください」と不確かな返事。症状があるのに大丈夫といわれ、薬で咳が止まるともいってもらえず、曖昧な医師にどう対応すれば自分が納得できるのか戸惑っています。

患者の心得

いつ頃、どの程度効くかなど薬の効果を具体的に質問する

医師は、重大な病気が見つからなかったことを「大丈夫」と表現したのです。患者さんが最も知りたいのは薬の効果だと思いますが、万人に有効な薬は存在せず、「効きます」と断言することはできません。

医師が答えやすいのは、薬の効き方や見通しに関する具体的な質問です。「今の症状を一〇とするとどれくらい軽くなりますか」、「四くらいにはなると思います」、「いつ頃から効いてきますか」、「二、三日で効いてくるでしょう。四、五日後に効果がなかったらまた受診してください」など、医師から具体的な回答が得られれば不安も少しは軽減するのではないでしょうか。

case

3

医師の対応があまりにも曖昧

Cさん（五〇歳）は両腕の湿疹で近所の内科医を受診。医師は簡単な診察の後に「大丈夫でしょう。少し様子をみましょう」というだけ。何の解決にもならず心配です。

患者の心得

一人の医師に頼りすぎない

「大丈夫」の中には、「専門外なのでよくわからない」との意味が込められていることがあります。そんなニュアンスを察知したら、皮膚科を受診し直すのも手。すべての困り事を一人の医師に解決してもらおうと思わないほうが、医師も気が楽ですし、よい治療結果につながるものです。

「説明がちんぷんかんぷん」は患者のせいか？

インフォームド・コンセントの本質を理解する

インフォームド・コンセントは、患者が〝受けるもの〟ではなく、患者が〝行うもの〟だとご存じでしたか？

実は医師も患者も、その目的と方法を正しく理解し実践している人は少ないのです。

最善の医療を受けるために、正しいインフォームド・コンセントを。

インフォームド・コンセントの主体は、あくまでも患者

インフォームド・コンセントは一般に〝説明と同意〟と訳されますが、その意味が正しく理解されていることは少ないといえるでしょう。医師は「説明することだ」と思っているし、患者さんは「説明を聞くことだ」と思っている――。

それらはプロセスのごく一部にすぎません。その目的は、〝患者さんがベストな医療を受けるための意思決定を行う〟ことなのです。ここで大事なポイントが二つあります。「主体が患者である」ことと、そこに「〝対話〟が不可欠」なことです。

どうすることがベストなのか。医師と患者の価値観が一致しないケースは多々あります。医師は、死なない、長生きをする、検査数値が改善する……などを最善と考え、達成する確率の高い治療法が何であるかを知っています。しかし、患者は必ずしもそれらを最優先するわけではありません。家族や仕事や趣味など、人生における優先順位は人それぞれです。

つまり、両者が対話をして互いの価値観を照らし合わせ、患者さんが自分にとってベス

トの医療を選択していくことがインフォームド・コンセントの趣旨なのです。

患者さんは、インフォームド・コンセントを主体的に〝行う〟という意識を持つことが大事です。そして医療者の役割は、患者さんがベストな選択をするために有益な判断材料となる医学的情報を提供することです。

有意義な対話を行うための四つのプロセス

患者主体のインフォームド・コンセントには、次の四つのプロセスが必要です。

①心に余裕のある状態で臨む。

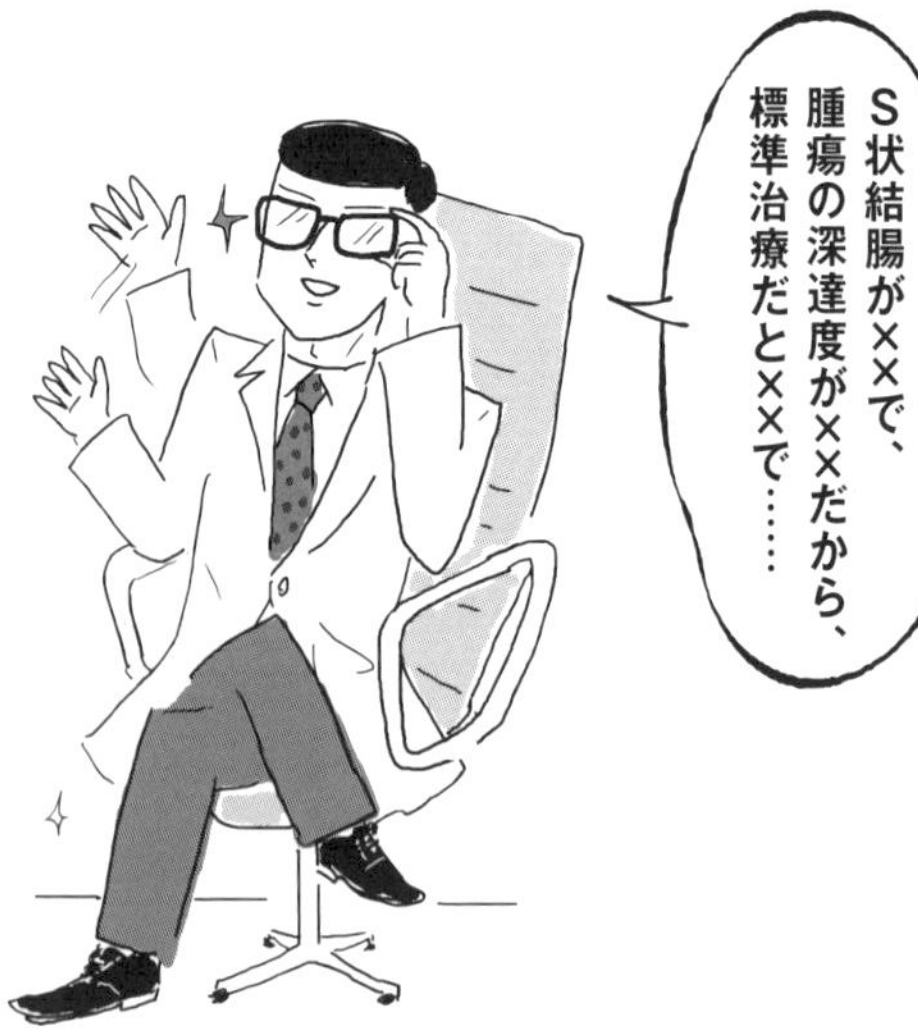
S状結腸が××で、腫瘍の深達度が××だから、標準治療だと××で……

②そのうえで医師の説明を聞く。
③自分が正しく理解したかどうかを確かめる。
④ちゃんと迷って、決断する。

患者さんがパニック状態だったりひどく落ち込んでいたりすると、医師の説明を冷静に聞いて正しい判断をすることができません。今の状況を正しく受け止めて、これから受ける医療について前向きに考えられる心の余裕を持って臨むことが、主体的に話を進めるいちばんの基本となります。

ところが、いざその席に着くと、医師の話はたいてい難しくてわかりにくい。実は、インフォームド・コンセントにおいて、患者さ

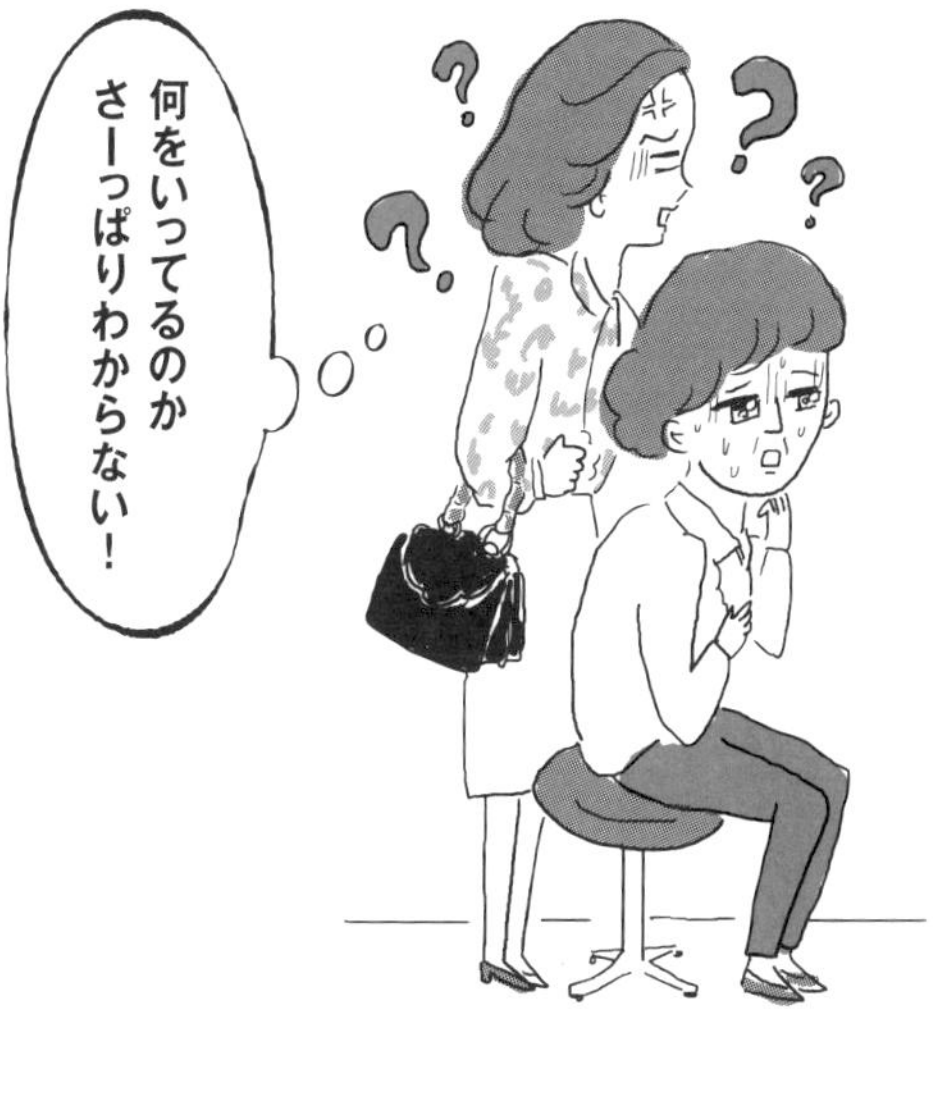

んにどのような説明をすべきかに関して体系的な教育を受けていない医師も多いのです。患者さんが理解できるように話すことよりも、説明責任を果たすことに重きが置かれ、医療者同士で行うカンファレンスのような、あるいは学生相手の講義のような説明が延々と続くケースも……。

食べ物にたとえるなら、味を知りたいのに製造過程を細かく説明されているようなもの。そのような話が止まらなくなったら要注意。患者さんが知りたい話の方向へ舵取りをする働きかけが必要です。

case
1

がんと知ってパニック状態に。医師の話を冷静に聞いて、判断する自信がない

Aさん（六〇歳）は人間ドックで見つかったがんの精密検査を受け、ステージⅢAの胃がんと診断されました。進行がんであったことに大変なショックを受け、両親も胃がんで亡くしていることから、パニック状態に陥ってしまいました。

医師からは一週間後に治療法について詳しい説明をするといわれましたが、冷静に話を聞いて、判断をする自信がありません。とはいえ病状が進むことを考えると先延ばしにするのも心配。治療法を決める大事なときなので、どのように対応したらいいか迷っています。

患者の心得

家族か友人に同行してもらう。看護師のサポートを受ける方法も

まずは、一人ではなく信頼できる家族か友人と一緒に医師からの説明を聞くことをおすすめします。自分が落ち込んでパニックになっていることも主治医に正直に伝えればよいのです。むしろ主体的な行為だといえます。「がん看護外来」など、決断を補助してくれる看護師のサポートを受けられる場合もあります。また、病気に対する理解が深まるようなパンフレットやビデオなどがあれば提供してもらうのもよいでしょう。

いずれにしても、治療法の決定までにどれくらいの時間の余裕があるかを確かめることが大事。そして、急いでその場で決定せず、いったん持ち帰るのが賢明です。

case 2

医師の説明が、長くて難しくてうんざり。最後まで我慢して聞くべきか

八〇代の母親が大腸がんと診断され、Bさんは治療法を決めるために母親と一緒に医師の説明を受けました。

医師はパソコンの画面を指しながら、CTスキャン検査の仕組み、内臓や動脈の話、大腸の構造などから丁寧に説明し始めました。一〇分ほど経って、やっと治療法の話にたどり着いたかと思うと、今度は専門用語の連発で、二人ともほとんど理解することができませんでした。難しくて不安でも、この話は必要なのだろうかと疑問に思っても、主治医の話は最後まで聞くのが礼儀なのでしょうか。

患者の心得

理解できない話が五分続いたら、遮って方向転換してよい

医師なりに、患者さんに事実を正確に伝えようと一生懸命説明しているつもりなのですが、医師が伝えたいことと患者さんが知りたいことのズレが不安や疑問を生じさせるのでしょう。

そのような説明が五分続いたら危険信号。「ちょっと専門的すぎて私たちには理解するのが難しいです。母が今どのような状態でどんな治療法が考えられるかを教えていただきたいのですが……」などと、自分たちが何を知りたいのかを伝え、医師の頭を方向転換させましょう。必要な情報を得るには、受け身でなく、自分から働きかけることも大事です。

第4章

治療、通院、投薬

治療法は誰が決める？

簡単に言ってはいけない、「お任せします」

治療法を選択する場面で、
〝患者が気をつけたい言葉〟は「お任せします」。
安易に使うと医師との間に認識のズレが生じ、
思わぬ方向に進んでしまう事態になりかねません。

安易な「お任せします」は、主体性の放棄にほかならない

医師の説明を聞き終わると、いよいよ治療法の選択という重大な局面を迎えます。このとき、患者が医師に対して使いがちだけれど、安易に口に出してしまうと望まない結果を招きかねない危ない言葉があります。

「お任せします」

この言葉が頭に浮かんだら、どのような思いで任せようとしているのかを自分に問いかけたほうがいいでしょう。

つきあいの長いかかりつけ医など、相手への信頼がベースにあり、「この先生なら間違いなく私を、私にとって最善の道に導いてくれるだろう」との確信に基づいて積極的に任せようと思うのか。それとも「自分で考えるのが面倒くさいから任せてしまおう」「難しくて手に負えないので任せるしかない」など、消極的な動機からなのか……。

たとえば、がんのような重大な疾患で大病院にかかり、まだつきあいの浅い医師と向き

合った場合は、自ずと後者のケースが多くなるでしょう。これは患者さんの〝主体性の放棄〟にほかならず、治療方針が不本意な方向に進んでしまう可能性があります。なぜなら「お任せします」といわれた医師は、「患者さんは私の説明をきちんと理解し、私を信頼して任せてくれた」と勘違いし、患者さんにとってではなく医師が最善と思う治療法を迷わず選択することになるからです。

必要なのは、医師との相談。
「絶対に嫌だ」と思うことを伝える

安易に医師に委ねるのでなく、自分自身で最

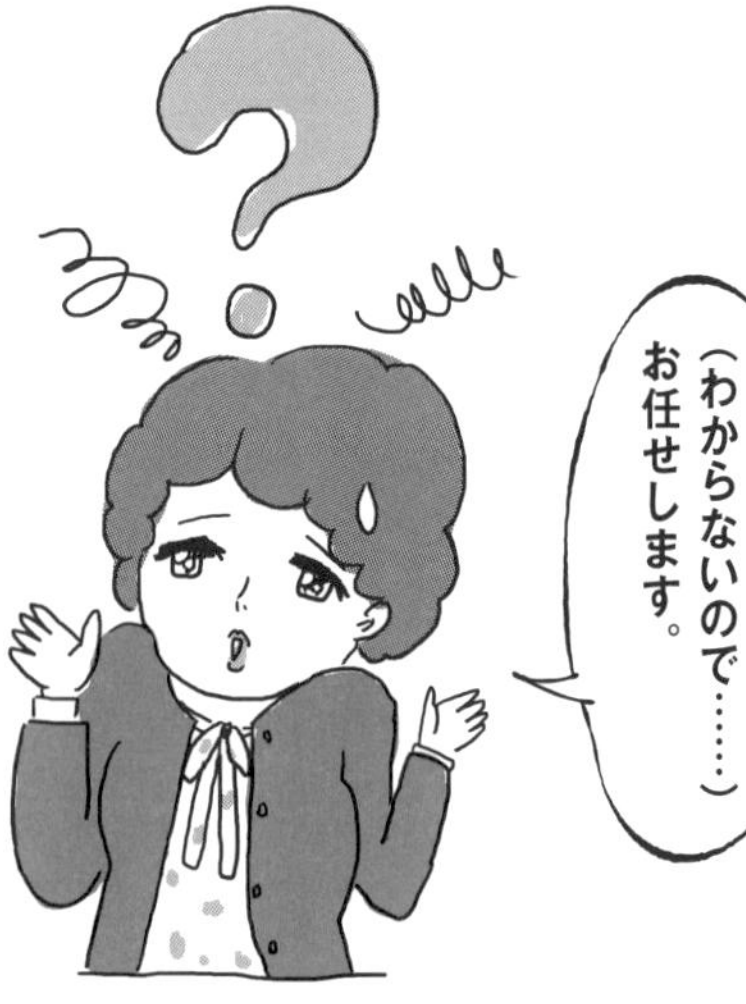

善の決断をするための基本は、時間と心の余裕を持って対応すること。結論をいつまで待てるかを確かめ、その間に情報や自分の考えを整理し、信頼できる人と相談する期間などを設けることが大事です。

この場合、治療のバリエーションは多いほうが、望ましい道を選べる可能性も広がります。より多くの選択肢を提案してもらうには、医師に自分の情報を伝えることが必要です。

患者さんが医療に関する専門知識や十分な情報を持たないのと同じように、医師には患者さんの仕事や家庭の事情、生きがいや趣味など価値観に関する十分な情報がありません。

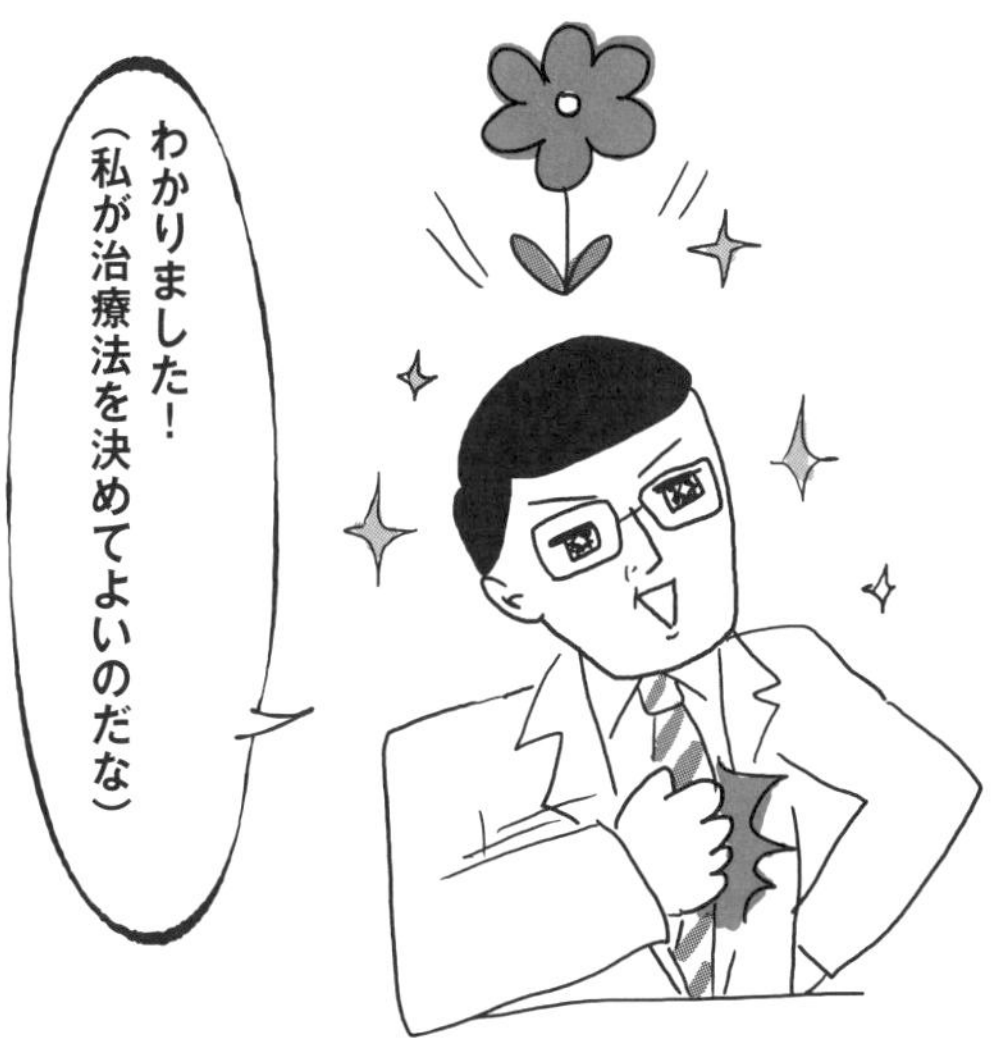
わかりました！
（私が治療法を決めてよいのだな）

それらを医師と共有することで、治療を受けないという道も含めて選択肢が増え、より主体的に医療を受けることができます。

ポイントは、自分が「絶対に嫌だ。これだけは譲れない」と思う事柄や心配事を伝えること。痛いのは耐えられない、仕事を長期間休むわけにはいかない、食べる楽しみだけは奪われたくない、など。それらは裏を返せば自分が望む状況であり、医師の頭を刺激して「それならこういう方法もあります」と新たな提案がもたらされることにもつながります。最善の医療は、患者さんの価値観や希望と、医学的専門知識の両方を考え合わせて初めて実現するのです。

case 1

医師が、手術を前提に詳しく説明をしている……。できれば切りたくないのだが

ＭＲＩ検査で胸部動脈瘤が見つかったＡさん（五五歳）。直径は五ミリ程度で、自覚症状はありません。医師はパソコンの画面を見せながら、人工血管に置き換える手術法について詳しく説明し始めました。

しかし、Ａさん自身は手術の必要性を感じておらず、痛いのが苦手なこともあって極力手術は受けたくないと考えています。医師の説明内容も専門的で難しかったのですが、そのことよりも手術を前提に話が進んでいくことに大きな不安と不満を感じ、この流れをどう変えたらよいものかと戸惑っています。

患者の心得

「治療を受けないという選択肢」もあることを念頭に置く

どんな症状や病気にも、手術を受けない、薬を飲まないなど「治療を受けないという選択肢」が存在します。ところが医師の説明は、患者さんは治療を受けるのが当然であり、受けないのであれば私のやることはないといったニュアンスで行われる場合が往々にしてあります。

その治療を受ける場合と受けない場合、それぞれのメリットとデメリット（つまり、合計四つの情報）は、知っておくべき重要な判断材料です。不安な気持ちを伝え、手術を受けない場合、今後どのような展開が予想され、病気とどうつきあっていけばいいかを聞いてみるとよいでしょう。

case

2

糖尿病の薬をすすめられた。どれほど必要な薬なのか、緊急度がよくわからない

健康診断で糖尿病が見つかり、かかりつけ医の指導のもと、生活習慣に気をつけているBさん（五二歳）。しかし思うように効果が上がらず、医師から「そろそろ血糖値を下げる薬を飲み始めてはどうでしょうか。すぐに処方しますよ」と薬物療法を提案されました。

副作用や、飲み始めると長く続けなければならないことを考えると、薬に頼るのは最終手段としたいBさん。もうしばらくは食事療法と運動療法を頑張って血糖値をコントロールしたいのですが、病状の緊急度がよくわからず対応に迷っています。

患者の心得

医師の〝おすすめ度〟を五段階で具体的に聞いてみる

糖尿病、高血圧、高脂血症などの年単位で飲み続ける必要のある薬は、それほど焦って飲み始めなくても問題のないケースが多いものです。ただ、せっかちな医師は少なくないので、自分がどれほど〝のっぴきならない〟状況なのかを確かめ、「少し考えたいので二〜三週間先に決めても問題はないでしょうか」などと尋ねることです。

また、医師がその治療法をすすめる度合いを知ることも判断の目安になります。たとえば薬ならば、「どちらでもいい」を真ん中に「飲まなくてもいい」から「飲むべきだ」まで医師の考える必要度を五段階で聞いてみるとよいでしょう。

case 3

ある質問が医師を困らせた

認知症で寝たきりの九〇歳の母親に、胃ろうによる人工栄養を提案されたCさん。判断に迷い、主治医に「先生の母親だったらどうしますか」と聞くと、困惑されただけで何も答えてもらえませんでした。

患者の心得

「親だったら?」と聞くのは避ける

医師には医療の専門家としての意見を聞くべきで、息子(娘)の立場の考えを尋ねることは医療の範囲外だといえます。多くの医師は答えることに躊躇するでしょうし、答えたとしても参考にはなりません。原則として避けたほうがいい質問です。

絶対に飲まなければダメ？

薬が増えるカラクリ、減らすコツ

「薬だけでおなかがいっぱい。ご飯が食べられない」と訴えたら、食欲増進の薬を出された――。

こんな冗談のような話が現実に起きています。

つい薬を増やしがちな医師の思考回路を理解し、薬の種類と量を必要最低限に抑えるための対応を考えておきましょう。

薬は「三種類」しかない。カテゴリーに分けて整理する

血圧と血糖値とコレステロール値を下げる薬が処方され、副作用対策でむくみや便秘を解消する薬が加わり、眠れないと訴えると睡眠薬が足される――。薬は増える一方です。

その主な理由は、「手術という治療手段を持たない内科系の医師は、(生活習慣のアドバイスもするけれど) 薬を出すことで患者さんを治しているという感覚に陥りやすい」からだと考えられます。

そのため、前回出した薬が効かなかったり、新たな症状を訴えられたりすると、薬をプラスして目の前の患者さんの困り事を何とか解決しようと考えるのです。そこでもし患者さんに〝薬は飲みたくない〟と単刀直入にいわれてしまうと、「何しに来たの？」と感じてしまうことが、ないとはいえません。

処方されるがままに薬を受け取っておきながら飲まないのは、経済的にも無駄ですし、医療的にも問題あり。では、どうしたらよいでしょうか。

医師と合意のうえで必要最低限の薬にとどめるための、ちょっとしたコツがあります。「薬は三種類しかない」ことを知り、カテゴリー別に整理するのです。

一つ目は大きな病気にならないための薬。血圧やコレステロール値、血糖値が高いなど慢性的な疾患を抱えているときに、それが進行して心臓病や脳梗塞、糖尿病などの重い合併症を起こすことを予防するための薬です。比較的長いスパンで飲み続けることが多いので、緊迫性次第でスタートの時期を先延ばしにしたり、薬の種類や量を減らしたりできる可能性があります。

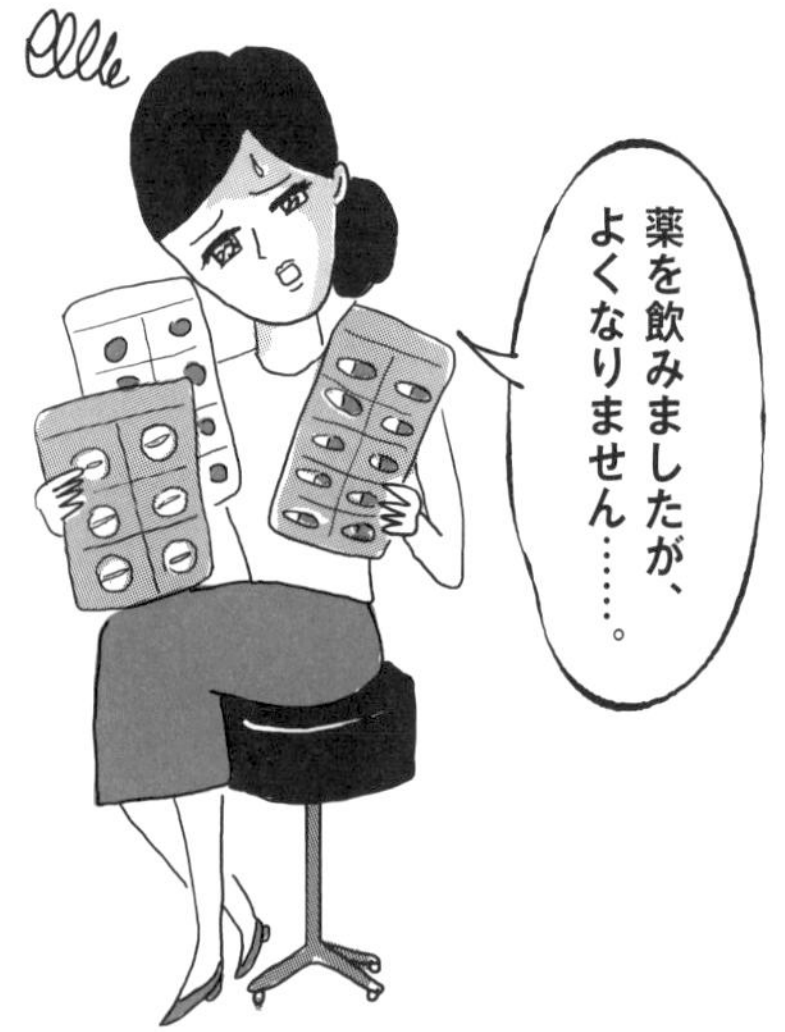

二つ目は病気そのものをやっつける薬。細菌やウイルスを殺す抗生物質や抗がん剤などで、医学的必要度はかなり「高」。副作用や使用期間を確かめたうえで医師の指示に従ったほうがいい薬です。

自己判断で減らしやすいのは、「症状を和らげる薬」

三つ目が症状を和らげる薬。風邪など急性の病気に対して処方される痛み止め、咳止め、解熱剤、抗アレルギー薬などがこれにあたります。つらさの程度や耐えられる度合いで必要度を判断できるので、だいぶよくなった、

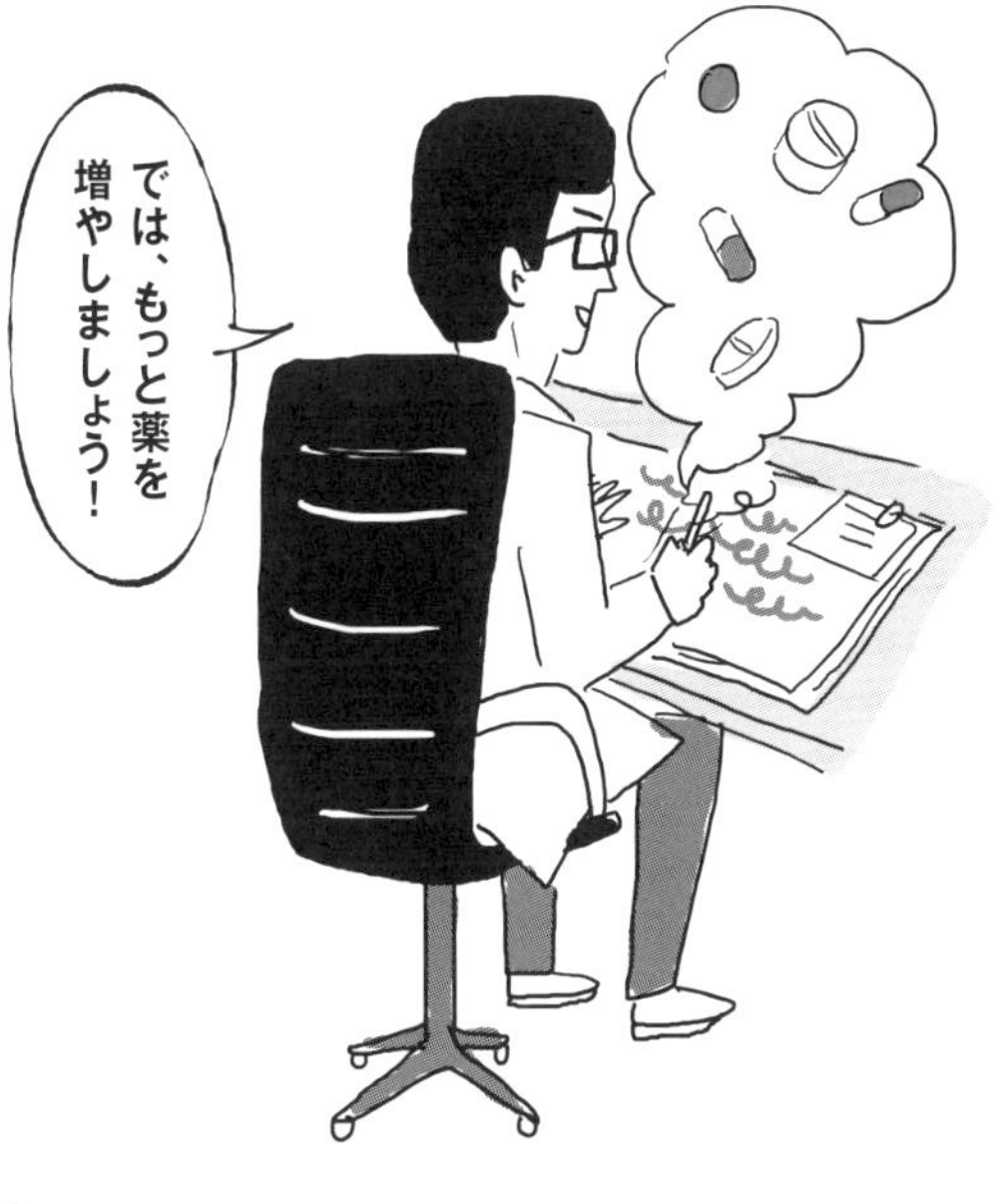

これくらいなら我慢できると感じたら自己判断でやめても問題のない場合が多い薬です。もともとの処方を減らす方法もあります。診察時に「薬は何種類くらい出ますか？」と聞いて説明を受け、「頭痛はそれほどつらくないので痛み止めは必要ないです」などと症状の程度を伝えながら先手を打つのです。

薬が多すぎる場合、品名は異なっていても同じ成分を含む薬がダブって出ているケースが少なくありません。特に複数の医療機関と薬局にかかっている場合に起こりがちな盲点。「おくすり手帳」、あるいは飲んでいる薬の一覧を書き出したメモを医師に見せて、確認してもらうことが大事です。

case
1

「薬が効かない。よくならない」と医師に訴えたらさらに薬が増えてしまった

一週間前に風邪で受診したAさん（五二歳）。発熱と喉の痛みと鼻水を止める薬と胃薬を処方され、指示どおりに飲みました。熱は下がり、喉の痛みも和らいだのですが、他の症状は代わり映えがせず、すっきりと治った気がしません。

再診時、医師に「どうですか？」と聞かれたので、「あまりよくなった印象がないのです。特に咳がひどくて」と現在のつらさを訴えると、あらたに咳止めが加わり、薬が五種類に。全体的には快方に向かっているのにどうして薬だけが増えたのだろうと納得がいきません。

患者の心得

漠然とした報告は薬を増やす。症状の変化を具体的に伝えよう

患者さんに漠然と「治らない。薬が効かない」といわれると、医師は本能的に薬の種類や量を増やそうとします。「熱は下がりました。喉の痛みは半分くらいになりました。だるさは変わりません。咳はむしろひどくなりました」などと症状の変化とその程度を具体的に伝えると、医師は必要な薬に絞る判断をしやすくなります。

また、最初に出された薬が効かなかったからといって、すぐにクリニックを変えるのは得策ではありません。医師は薬のカードをいくつか持っていて「弱めの薬から出して様子をみる」という医師なりの作戦を実行していることが多いのです。

case 2

「予防薬は飲みたくない」と上手に医師に伝えるには？

高尿酸血症と診断されたBさん（五八歳）。好物のビールやレバーを控え、カロリーの摂りすぎに注意してきましたが、仕事のストレスや運動不足は思うように改善できず、尿酸値が八・五㎎／㎗をオーバー。医師から薬物療法を強くすすめられました。

痛みに強いことが自慢のBさんは、頑固な薬嫌い。「予防のための薬は飲みたくない。痛風になっても死ぬわけじゃない。なったらそのときに考えるさ」と密かに腹をくくっています。とはいえ主治医との良好な関係は壊したくなく、角が立たないようにどう伝えたらいいか悩んでいます。

患者の心得

「踏ん切りがつかない」といって先延ばしにするのも一つの方法

Bさんのように確固たる信念で「薬は飲みたくない。予防薬は必要ない」と考えるなら、医師も尊重し耳を傾けるべきです。

処方された薬を飲まないという行為は、医師の診療計画に水を差し、信頼関係を損ねかねず、かといって「薬は嫌だ」と好き嫌いを主張しても、医学的に必要と考えている医師との溝は埋まりません。「私は痛風という病気がそれほど怖くない。なったときに対応を考えるので、今は薬を飲まずに数値の経過を見ていきたい」と論理的に伝える。あるいは「踏ん切りがつかない」という表現で先延ばしにするのも、穏便に事を運ばせる手段の一つです。

case 3

薬の種類が多すぎて、うんざり

以前から飲み続けている便秘薬、めまいの薬、貧血改善の鉄剤、抗アレルギー薬に、高脂血症と高血圧の薬が加わり、薬が六種類に増えてしまったCさん（五五歳）。毎日、薬を見るたびにうんざりしています。

患者の心得

五種類を超えたら整理について相談を

一度に飲む薬の目安は五種類まで（高齢者は七種類）。これ以上は明らかに多すぎます。長年飲んでいる薬を急にやめるのも心配なので、同じような作用の薬が三種類あれば二種類にするなど、少しずつ減らしていくための相談を主治医に持ちかけましょう。

代替療法、どう提案する？

西洋医学以外の方法を試してみたいとき

治りにくい神経痛やしびれが、
鍼灸やカイロプラクティックなどで
改善することはしばしばあります。
しかし、西洋医学を生業とする医師が代替療法全般を
否定的にとらえがちなのも事実。
医師との関係を良好に保ちつつ、
代替療法の力を上手に活用する方法とは？

医師はなぜ、代替療法をうさん臭いと思うのか

私たちが一般的な病院やクリニックで受けるのは主に西洋医学に基づく医療で、多くが保険診療の範囲内です。しかし、世の中にはそれ以外のいわゆる代替療法が数多く存在します。漢方薬、鍼灸、カイロプラクティック、サプリメント、あるいは○○療法などのさまざまな民間療法がこれにあたり、大半が健康保険のきかない自由診療です（漢方薬と鍼灸は保険診療になる場合がある）。

西洋医学の医師（以下、医師）の中には代替療法を否定的な目で見る人も少なくありません。「整形外科医にカイロプラクティックに通いたいといったら嫌な顔をされた」などはよくある話。実際に効果のあるケースが少なくないにもかかわらず、なぜ代替療法を煙たがる医師は多いのでしょうか。

保険診療は、臨床研究を経て効果が証明された科学的根拠に基づく医療です。どの医療機関でどの医師が行っても同じクオリティであることが前提で、料金も一律。多くの医師

は「お金のためではない。患者さんのために最高の医療を提供している」との倫理観から、効果の根拠が曖昧で金額の設定も自由な代替療法を〝うさん臭い〟という色眼鏡で見がちなのです。

そんな医師との関係を良好に保ちながら、西洋医学・代替療法の区別なく、患者自身にとって最良の手段を選択したいものです。

健康や命にかかわる問題を一つの医療にゆだねすぎない

多くの場合、医師は代替療法に関する知識を持たず、肯定も否定もできないのが正直なと

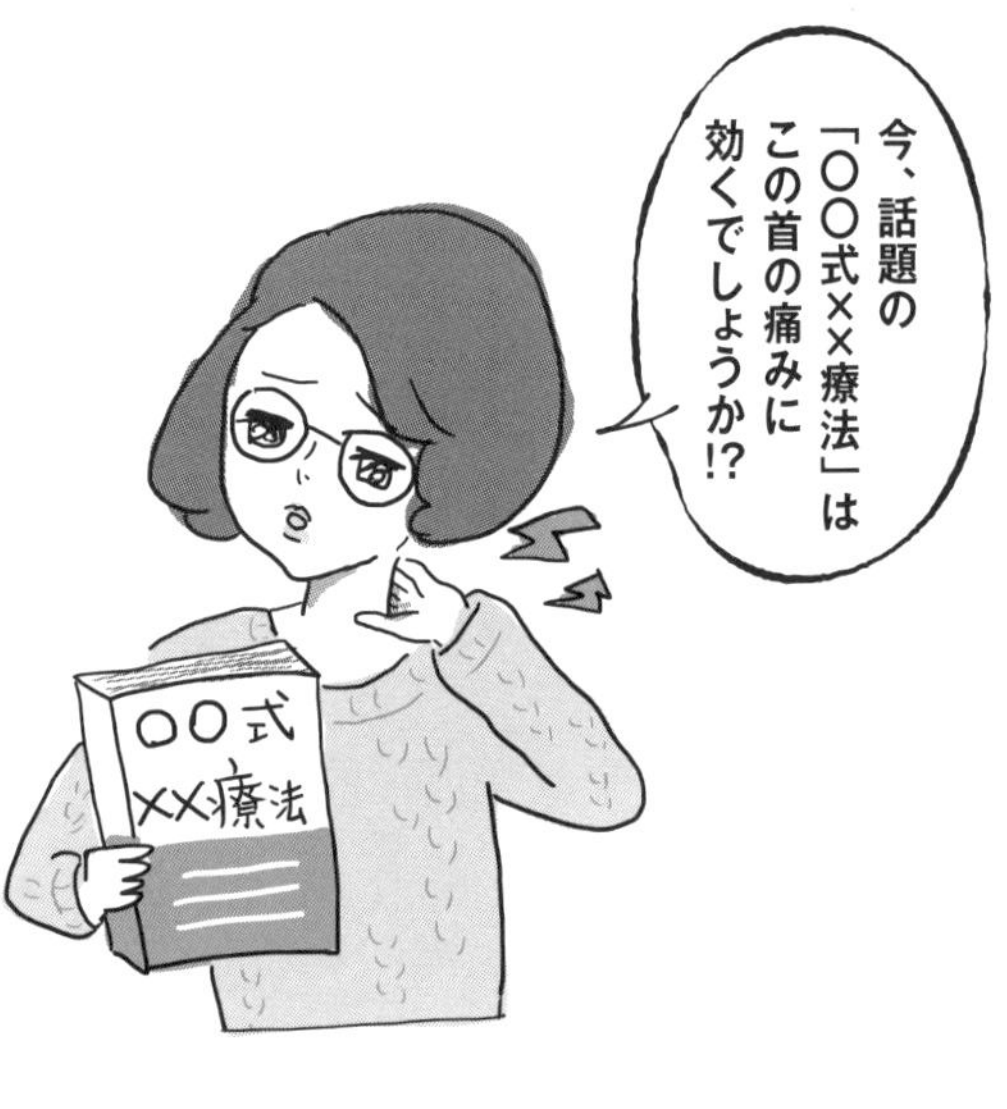
今、話題の「〇〇式××療法」はこの首の痛みに効くでしょうか!?
〇〇式××療法

ころです。「そんなものは効かない。やめたほうがいい」と一刀両断する医師は感情的になっている可能性が高く、良心的な医師は「わからない」と答えるでしょう。同様に、薬の副作用を必要以上に強調するなど西洋医学を悪と決めつける代替療法の提供者にも注意が必要です。患者さんの利益を第一に考える医療者・治療者なら、必要に応じてこちら側の情報を相手側にすすんで提供するくらいのスタンスに立てるはずです。

代替療法は宣伝が自由なので利用者は多くの情報を得やすく、しかも魅力的な内容に偏りがちです。これを患者が見極めるのは難し

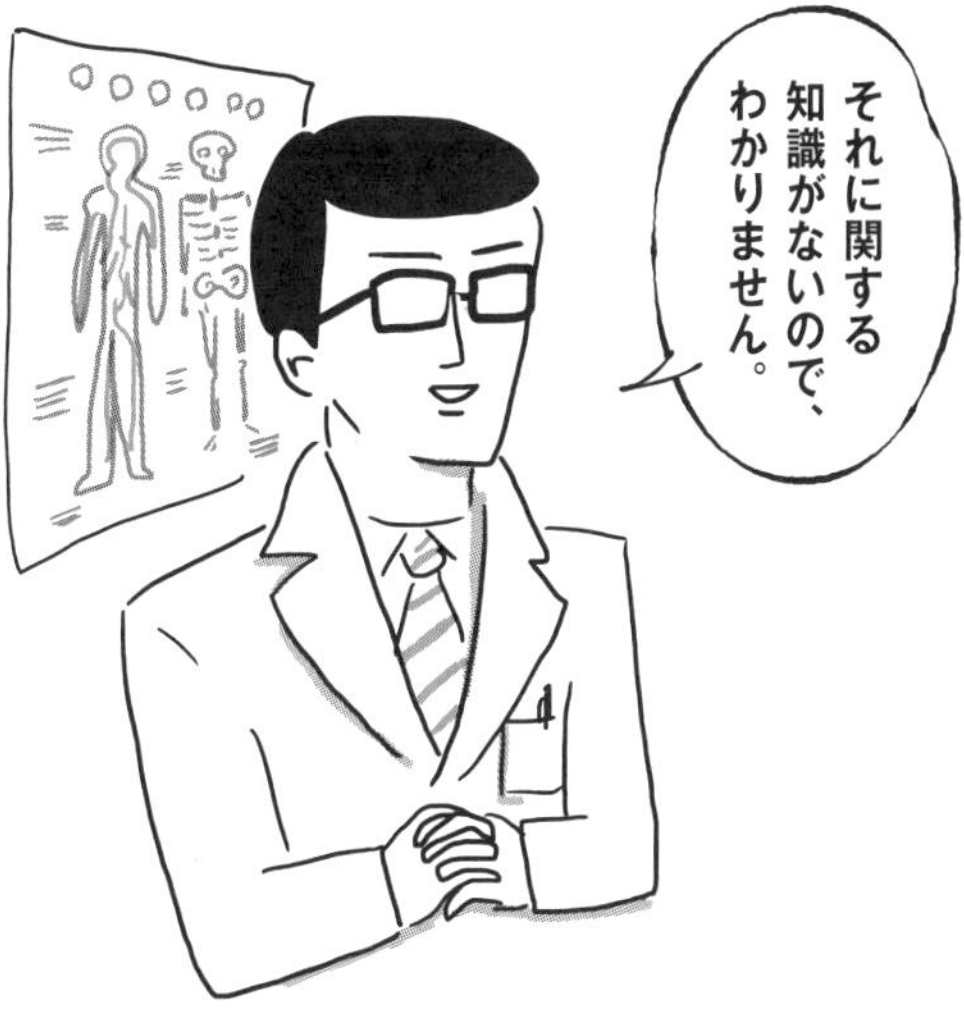

く、医師から西洋医学的な見解を引き出し、判断材料の一つとすることも重要です。

また、がんが再発し抗がん剤が効かなくなるなど、西洋医学では治す手段が尽きてしまうシビアなケースで代替療法に望みをかける患者さんは数多くいます。

その場合も西洋医学とのつながりを断ち切らないことが重要だと考えます。痛みや苦痛を和らげる緩和医療の分野で西洋医学の技術はかなり進んでおり、有効活用しない手はありません。健康や命にかかわる問題を、西洋医学か代替療法かの片方に極端にゆだねすぎないことが大事なのだと思います。

case 1

巷で話題の○○療法。効果があるかと尋ねたが、医師は「わからない」という

大人になってからアトピー性皮膚炎を発症したAさん（五一歳）。皮膚科のクリニックで塗り薬や飲み薬による治療を続けていますが、なかなか改善しません。副作用も心配で、ほかの治療法を探していたところ、インターネットで特殊な入浴剤を見つけました。一か月分で一万円と決して安くはないのですが、体験者の喜びの声も多数掲載されています。興味を持ったAさんが主治医に記事を見せて「これは効くでしょうか」と聞くと、「わかりません」との返事。医師は代替療法についてノーコメントなのかとがっかりしています。

患者の心得

“効くかどうか”ではなく、“害があるかどうか”を聞く

星の数ほどある代替療法のほとんどについて医師は知識を持っておらず、効くか効かないかについては判断のしようがありません。したがって「わからない」と答えた医師は正直で良心的だといえます。

しかし、医師は代替療法に関して何もアドバイスができないわけではありません。たとえば「その入浴剤に含まれている〇〇成分はあなたの症状を悪化させかねない」など、害があるかどうかを西洋医学的見地から推測することができます。医師には、代替療法の効果ではなく起こりうる害を尋ねると実のある答えを得られ、行うか否かの判断材料の一つとなります。

case

2

カイロプラクティックを試してみたいが、医師の機嫌を損ねたくない

Bさん（五一歳）は、四、五年前より左の腰から足にかけての痛みとしびれに悩まされています。整形外科で坐骨神経痛と診断され、鎮痛剤を飲みながら理学療法を受け続けていますが、症状は一進一退で思うようによくなりません。

以前から興味を持っていたカイロプラクティックを試してみたいのですが、親身に治療を続けてくれる医師の機嫌を損ねるのではないかと心配で、なかなか言い出せずにいます。信頼している医師に黙って始めるつもりはなく、どう話したらよいか迷いながら今日も痛みに耐えています。

患者の心得

五分五分でなく、あくまでも医師を〝主〟として相談する

西洋医学と並行して代替療法を試そうとする場合は、できるだけ医師の感情を刺激しないよう穏便に伝えるに越したことはありません。一つの症状に異なるアプローチで向き合う〝ライバル〟の関係だともいえるからです。

まず、報告ではなく相談の形で事前に話すこと。そして、自分の中で重点を五分五分に置いているとしても、あくまでも現在の担当医が主であるとのスタンスを崩さないことです。例えば、「先生の治療を続けながら、カイロプラクティックがどういうものか一度試してみたいのです。結果は先生にもご報告します」のように話してみるとよいでしょう。

case 3

医師がなぜか鍼灸に懐疑的だ

Cさん（五三歳）のかかりつけ医は、更年期障害には積極的に漢方薬を処方するのに、五十肩を訴えても鍼灸をすすめようとしません。効果を疑っているのかと不安です。

患者の心得

自信が持てない理由を理解する

漢方医療に精通していない医師でも、漢方薬は処方する采配をふれる分、身近に感じることができます。一方、直接手を下せない鍼灸は自分の領域から遠い印象があり、自信を持ってすすめられないのです。

五十肩に対する鍼灸治療は保険診療ですので、効果を疑っているのではありません。

ネットの情報は信じるに値するか?

信頼できる医療情報の求め方、活かし方

医師の診察や治療を前に、
当たり前のようにインターネットなどで
情報を収集する時代になりました。
しかし、情報が多すぎて何を信用したらいいのかわからず、
結局何も解決せずに終わることもしばしば。
信頼できる情報を見分け、
医師と共有して医療に活かしたいものです。

ネット情報の特性を知り、検索の深追いは避ける

インターネット上に溢れる大量の医療情報に振り回されて、見当違いな不安に陥ったり、間違った自己判断を下してしまう人が増えています。病院選びや診断、治療法など私たちの健康状態や生死をも左右しかねない医療情報は、飲食店などの情報に比べて、より慎重にとらえ、扱わなければなりません。

ネット社会を生きる現代人には、医療情報の持つ特性を知り、玉石混淆の情報を見分けて、正しく活かす術を身につけることが求められます。

病院や名医の口コミ情報に投稿されやすいのは、よきにつけ悪しきにつけ強烈な体験で、大半の人が持つはずの中間的な感想は反映されにくいものです。また何百人もの医師を抱える大病院の評価と、個々の医師の評価が一致しないことはいうまでもありません。そして「頭痛」「めまい」など症状を入力して検索したときに表示される無数の情報の中には、命にかかわる難病や聞いたこともない珍しい病気が必ず混ざっています。

インターネット検索を深追いすると、ろくな情報にたどり着きません。悪い情報ほどインパクトが強く、無視しにくいものだからです。こうして追い立てられるように検索を続けるうちに最悪のシナリオができ上がり、一人で絶望してしまう――。ところが実際に診察してみると、まったくの取り越し苦労であるケースが大半なのです。

一部分を切り取り、不自然に強調した情報が少なくないことも知っておく必要があります。たとえば「○○薬の副作用」。すべての薬に作用と副作用があるのに、一方だけを取り上げて危険だと煽る情報が公平だとはとて

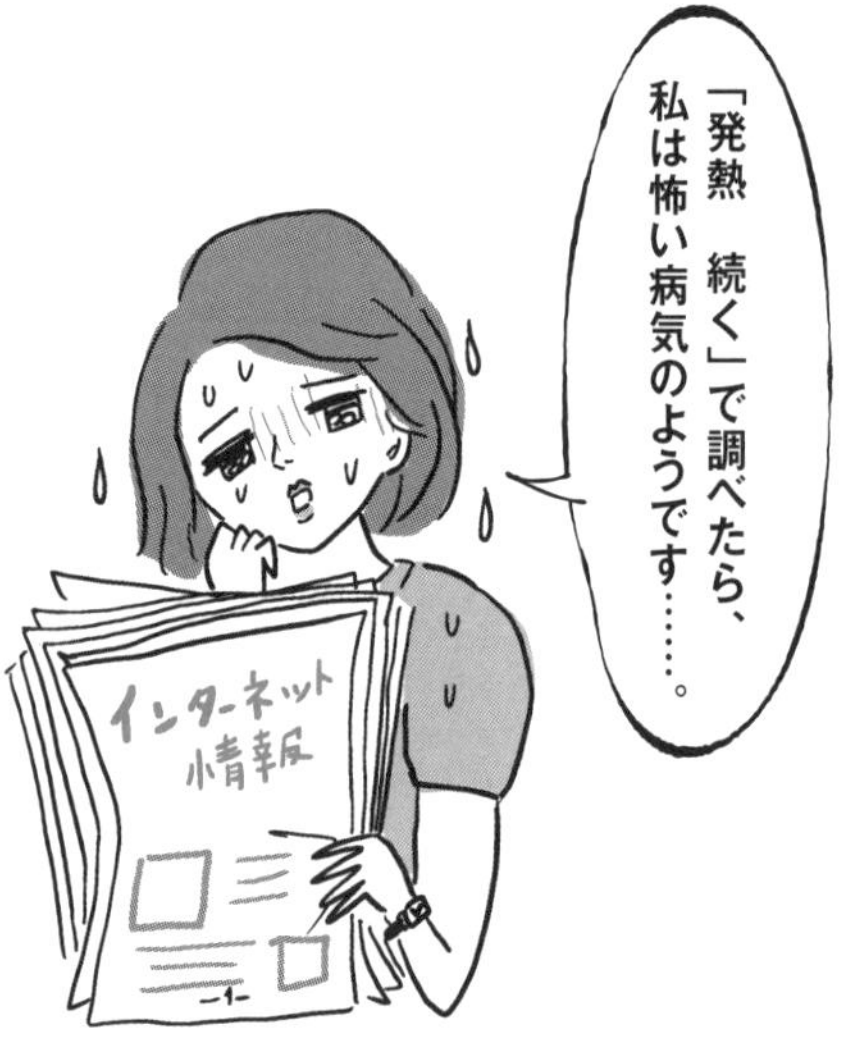
「発熱　続く」で調べたら、私は怖い病気のようです……。
インターネット情報

もいえません。偏った情報を鵜呑みにして、医師に処方された薬を勝手にやめたりするのは危険極まりないこと。診断し、治療法を組み立てるのはあくまでも医師です。

なぜこの情報を話題に出すのか、はっきりした目的を持って聞く

自分なりに吟味して取捨選択した情報は、医師に伝え、医療に生かさなければ意味がありません。それが症状改善のヒントになることも考えられますし、医師も患者の得た情報を共有したいのが本心です。

一方で医師には「自分はこの病気に関する

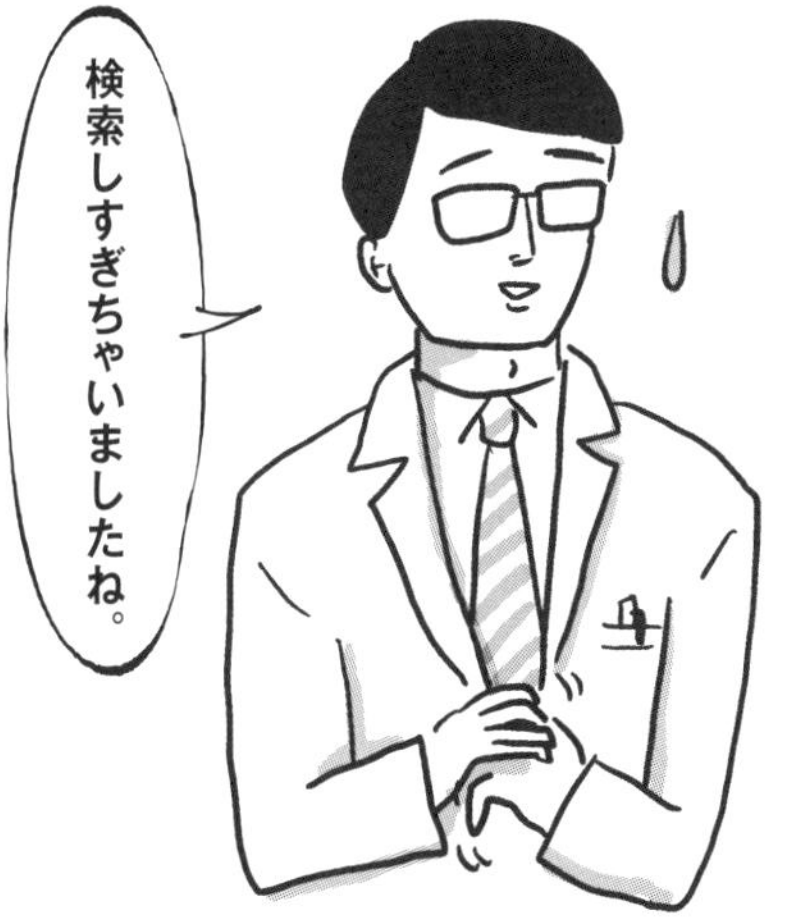

情報の圧倒的優位者である」との意識があり、疑われ、否定されたと感じると傷ついてしまう繊細さも持ち合わせています。

そんな医師に、自分が独自に得た情報を上手に伝え、医療に生かすにはちょっとしたコツが必要です。まず、患者はあくまでも素人であるとのスタンスを崩さないこと。そして〝自分は何のために、この情報についての医師の意見を聞きたいのか〟を、具体的な意図を添えて伝えること。いずれにしても、医師の診断に勝る情報はないとの認識を持つことが大事だといえます。

case
1

血圧を下げる健康食品の情報を医師に伝えたら、露骨に嫌な顔をされた

高血圧で内科のクリニックに通い、経過を見続けているAさん（五三歳）は、医師から血圧を下げる薬を飲み始めることを提案されました。すでにほかの薬を四種類も飲んでいるAさんはこれ以上増やすことに抵抗があります。インターネットで薬以外の治療法を調べると、トクホのサプリメント情報を得ることができました。

なかでもよさそうな商品の情報を印刷して診察時に持っていき、主治医に「このサプリメントが効くのではないでしょうか」と聞くと、明らかに不機嫌な表情に。伝え方が悪かったのかと反省しています。

患者の心得

“何のために”この情報について聞くのか、目的を明確に伝える

「素人なのでよくわからないのですが、これは信じてよいものでしょうか」と医師に信頼性の吟味をゆだねるスタンスで持ちかけるのがよいでしょう。

そのうえで、何をしたいので（あるいはしたくないので）、この情報の何について聞きたいのか、自分なりの目的を明確に伝えることが大事です。「薬を増やすことに抵抗があり、ほかに効果を期待できる何かがあれば試してみたい。たとえばこのサプリメントの信頼度はいかがでしょうか」のように具体的に尋ねると真剣さが伝わり、治療法の選択肢として期待できるかなど有意義な意見を引き出すことができます。

case 2

ネットに溢れる病院ランキングや名医情報。どれを信用したらいいのか

健康診断の結果、「肺がんの疑いあり。要精密検査」の通知を受け取ったBさん（五一歳）。不安が募り、インターネットで「肺　がん」「肺がん　病院」「肺がんの名医」など思いつくままに入力して検索をしました。

するとー病院ランキング、名医リスト、特定の病院や医師、独自の治療法、患者の体験談など、さまざまなサイトが入り交じって大量の表示が。センセーショナルなタイトルも目をひきます。片っ端から開くうちに訳がわからなくなり、何も確実な情報を得られないまま終了。信用できる情報を見分ける目安を知りたいと考えています。

患者の心得

目安は、手術件数の多い病院と、「専門医」の資格のある医師

Bさんのようなかたは最近とみに増えています。医師の立場から推奨できる情報源のいくつかをご紹介します。

病院のホームページに記載されている疾患ごとの治療や手術の年間件数、治療成績は、その病院における治療の信頼度を知る参考になります。また医師選びには、学会の定める「専門医」の資格をとっているかどうかが重要な目安となります（各学会のホームページに掲載）。

標準治療（治療効果の証明された、現時点で最高の治療法）に関しては、厚生労働省の委託事業「Ｍｉｎｄｓガイドラインライブラリ」の情報が参考になります。

case
3

相談したい情報が山ほどある

子宮筋腫の摘出手術に踏み切れずにいるCさん（四九歳）。インターネットでさまざまな漢方薬や「切らない最新療法」など多くの選択肢を見つけ、よい方法がないか医師に相談したいと考えています。

患者の心得

厳選情報を〝一回の診察に一つ〟

多くの情報を一度に持ち込むと本来の診療に支障を来すことになります。情報の出所が確かか、スポンサーがらみではないかなど、自分なりに信頼性を吟味した情報に絞り、多くても〝一回の診察につき一情報まで〟を目安に尋ねるようにしましょう。

改善しないのに続けるべきか?

漠然とした〝具合の悪さ〟を連携プレイで克服するコツ

体の不調が続いているけれど、検査をしても異常は見つからず、通院してもなかなかよくならない——。

このような状況に戸惑っているのは患者だけかと思いきや、医師も同じ。

問題解決に必要なのは、セルフケアと医療の二人三脚。

〝具合の悪さ〟は、医師まかせでは解決しないのです。

病気といえない体の不調に、医師も感じている後ろめたさ

頭痛が続いている、すぐに下痢をする、喉に何かがつかえている感じがする、顔がピクピクする、耳鳴りがやまない……。私たちはしばしば体の不調に見舞われます。そして病院を受診してもはっきりした病名がつかず、このような具合の悪さが一向によくならないこともたびたび経験しています。

患者にとって納得しがたいこの状況を、医師はどうとらえているのでしょうか。実のところ、医師は医師で、患者さんに対して後ろめたさを感じているのです。

医師は、患者さんの〝具合の悪さ〟は何らかの病気が原因であるとの前提でことを進め、さまざまな検査を行います。しかし、数値にも画像にも病気の根拠となる異常が表れないケースは決して少なくありません。となると医師の理屈では病気とはいえず、したがって有効な治療法も提示できない――。患者さんのつらい症状を解消できない状況に対して、医師は後ろめたく思うのです。

このとき、患者さんが症状のつらさばかりを訴え続けると、さほど効き目のない薬が増えていくだけという非常に好ましくない方向に進みかねません。医師が病気と診断できない〝具合の悪さ〟が医師まかせで治ることはなく、セルフケアと医療の両面から取り組む意識を持つことが必要です。

〝トライ・アンド・エラー〟の結果を医師と共有し、解決方法を探る

問題解決に向けて患者はどのように行動したらよいのでしょうか。ポイントは未来と今。

まず医師に、少なくとも一年後に手遅れに

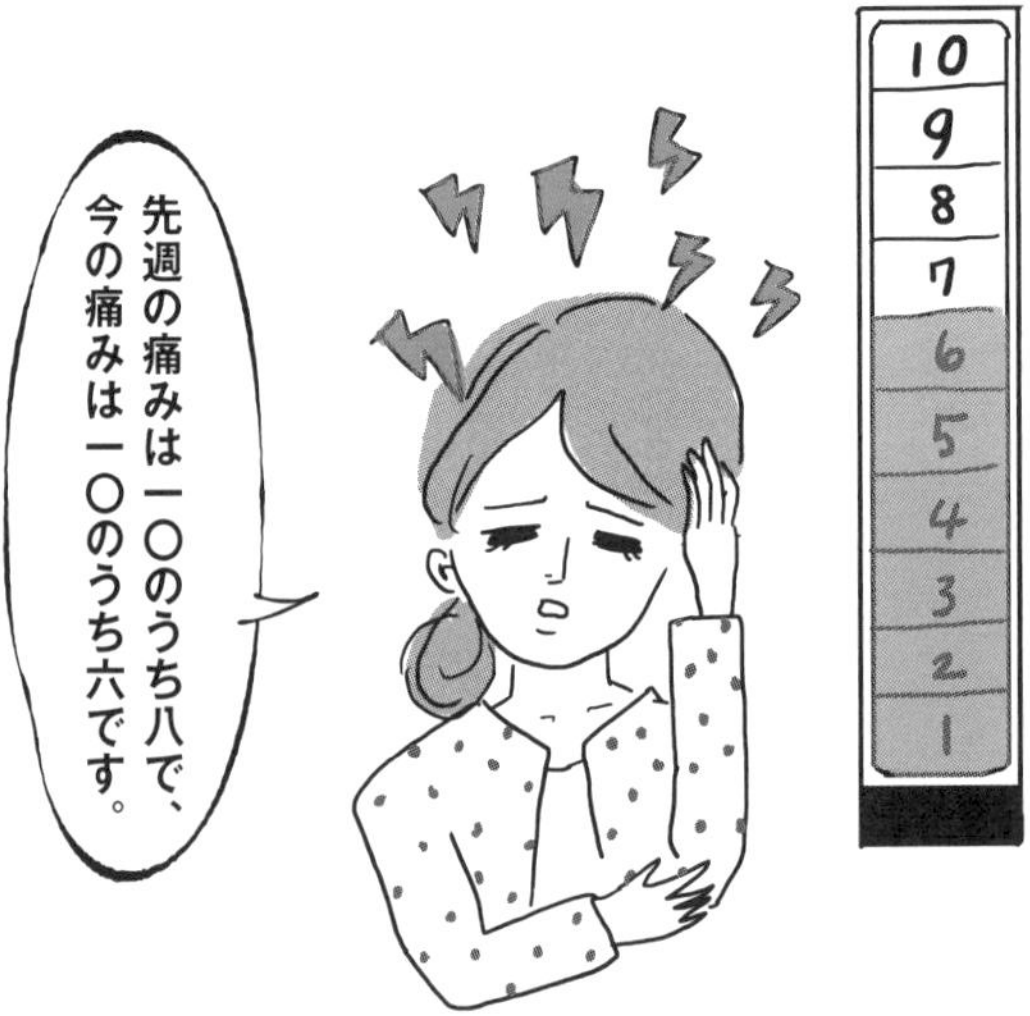
先週の痛みは一〇のうち八で、今の痛みは一〇のうち六です。
10
9
8
7
6
5
4
3
2
1

なっているような怖い状況ではないことを確かめ、今後どのような兆候や変化が見られたら受診すべきかの注意点を聞きます。こうして未来の不安を最小限にとどめたうえで、今の生活に支障が出ている困り事への対応法を探っていきます。

重要なのは患者さん自身の〝トライ・アンド・エラー〟。日常生活の中でできるセルフケアを試み、その結果を医師に伝えるのです。このとき、患者さんがつらさの程度や変化を数字に置き換えるなど、わかりやすく伝える工夫をしてくれると医師は非常に助かります。「まだ痛い」「少しはましかもしれない」など

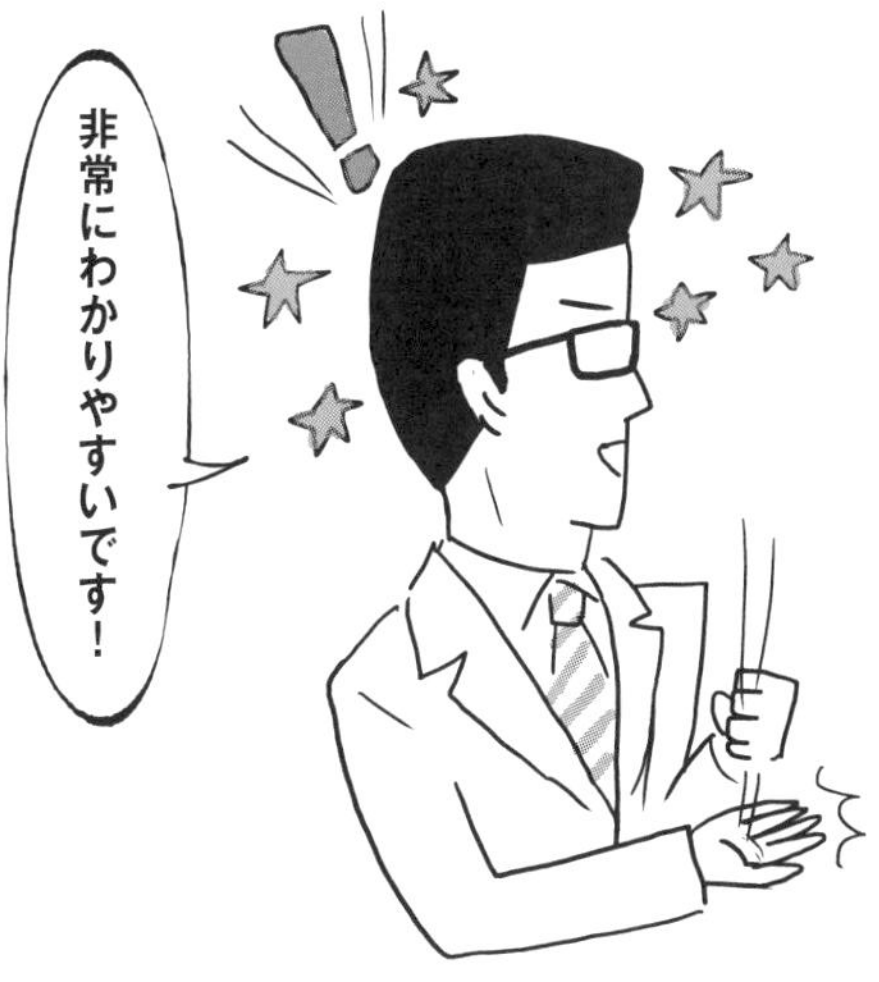

漠然とした表現を頼りに対応するのは、まるで手さぐり状態で心もとないからです。

医師は医学的見地からアドバイスを行い、患者は何度かトライ・アンド・エラーを繰り返し、また結果をフィードバックして一緒に解決方法を見つけていく。治りにくい慢性症状には二人三脚の対応が欠かせません。

健康は、自分自身と医療者と家族や周囲の人々の営みの中で高めていくものです。医師の存在も〝私の健康の関係者の一人〟くらいに考えて、頼りすぎず、医学的専門性をうまく取り入れながらつきあうほうが、望ましい方向に進むのではないかと思います。

case
1

頭が痛くて体がだるいのに医師は「心の病」だという。意味がわからない……

半年ほど前から日常的な頭痛が続いているAさん（四八歳）。市販の頭痛薬も効かず、ひどいときは一日のほとんどを寝て過ごし、仕事も手につきません。たまに調子のよい休日に外出しても、体がだるくて途中で家に帰ってきてしまう始末。

近くのクリニックを受診して血液検査と脳のCT検査を受けましたが、結果はいずれも異常なし。つらさを訴えるAさんに、主治医は困りはてた様子で「心の病かもしれませんね」とひと言。明らかに体の症状なのに心の病だといわれてどう解釈したらいいのか、Aさんは戸惑っています。

患者の心得

医師の理屈で病気でない場合によく使われる言葉、と理解する

その医師は「検査で異常がないから体の病気ではない。それでも患者さんが具合の悪さを訴えるのなら心の病気だろう」という独特の思考回路に陥っています。内科医や整形外科医が漠然と「心の病」、「メンタルの問題」と表現するときは、患者さん自身に思い当たる状況がないかぎり「原因がわかりません」と同じ意味で、文字どおりに受け止めなくてよい場合が多いです。

ただし、もし医師が「うつ病かもしれません」など具体的な病名を出してきたときは、何らかの根拠に基づいた発言である可能性もあるので、メンタルの専門医にみてもらうのも一つの対応法だといえます。

case

2

はっきり病名も言わないし、薬を飲んでも改善しない。これ以上通院しても無駄か？

Bさん（五八歳）は、一年ほど前から肩こりと背中痛と全身の重い倦怠感に悩まされ続けています。そのせいで夜も熟睡できず、外出もつらくて家に閉じこもりがちの生活を送っています。

今までに内科、整形外科、心療内科といくつもの病院を受診しさまざまな検査を受けましたが、どこへ行っても診断がつきません。鎮痛剤や漢方薬など何種類もの薬も試しましたが、改善の兆しが見られません。これ以上の通院は時間の無駄なのではないか、一生我慢するしかないのかとあきらめの境地に至っています。

患者の心得

自分なりに工夫し、その結果を医師と共有する努力が必要

医師も有効な治療法を見つけられないジレンマを抱えています。通院をやめても病院を変えても何も解決しません。Bさん自身が、症状軽減のために日常生活の中で思いつく工夫をしてみることが必要です。

たとえば朝晩のストレッチ、ウォーキングや水泳などの運動、座るときの姿勢の見直し、枕の高さや布団の硬さなど寝具の調整といった工夫を試み、その結果（改善した、変化なし、悪化したなど）を医師と共有して、どのような行動が症状の軽減につながるかを二人で見つけていくのです。患者さんの工夫と努力が医師のやる気を引き起こすことにもなります。

case

3

つらさが医師に伝わらない

慢性頭痛を抱えているCさん（五三歳）。日や時間帯によって異なる痛みの程度を医師にうまく伝えられず、悩んでいます。

患者の心得

程度や変化を数字で表してみる

数値や画像で表せない痛みやつらさなどの感覚を伝えるには、医師との間で共通基盤を作ることが有効です。たとえば最大の痛みを一〇、中程度の痛みを五と設定して、「一週間前は八でしたが今は六です」、「午前中はいつも二くらいですが、夕方は六くらいになります」など程度と変化を数字で表して記録しておくのもよい方法です。

主治医の機嫌を損なうかも……どう申し出る？

セカンドオピニオンの本当の狙いと活用法

セカンドオピニオンを誤解している人は、
患者にも医師にも実は少なくありません。
本来の目的は、患者が主治医の意見や方針の妥当性を確認し、
迷いに踏ん切りをつけること。
主治医への信頼を確かめるためのセカンドオピニオン。
その頼み方、生かし方とは？ 〝目からウロコ〟の話かもしれません。

主治医への信頼をベースに、別の医師の意見を聞く制度

セカンドオピニオンを何のためらいもなく要求できる患者は、少数派ではないでしょうか。なぜか後ろめたさを感じてしまうし、実際、その場面で「私を信用できないのか」といわんばかりの不機嫌な態度を示す医師もいるからです。

本来の目的を誤解している人は、患者さんだけでなく実は医師にも少なくないのです。このことがセカンドオピニオンをめぐる両者の関係性をややこしくし、有効活用をさまたげる原因にもなっています。

ではセカンドオピニオンは本来、どのように活用されるべき制度なのでしょうか。

基本的には、通常三〇分から一時間程度の面談で行われ、費用は全額自費の自由診療。その場で新たな検査や診察や治療を行うことはありません。セカンドオピニオン先の医師(以下、セカンドドクター)は、主治医の紹介状と検査結果などの資料をもとに自らの見解を出し、患者に伝えます。

例えば、主治医にがんの手術をすすめられたとき。患者は、おそらく手術が妥当なのだろうなと理解しながらも、「他の選択肢はないのだろうか。別の専門医の意見も聞いてみたい」と思うこともあれば、「いま一つ迷いが残り、踏ん切りがつかない」という不安も当然あるでしょう。

　このような場合の確認行為、そして不安解消のための手段が本来のセカンドオピニオンなのです。医師が医学的論理に則って導き出す見解に大差は生じにくく、セカンドオピニオンと主治医の意見は多くの場合一致します。患者さんは、「やっぱり先生のいうとおりだ

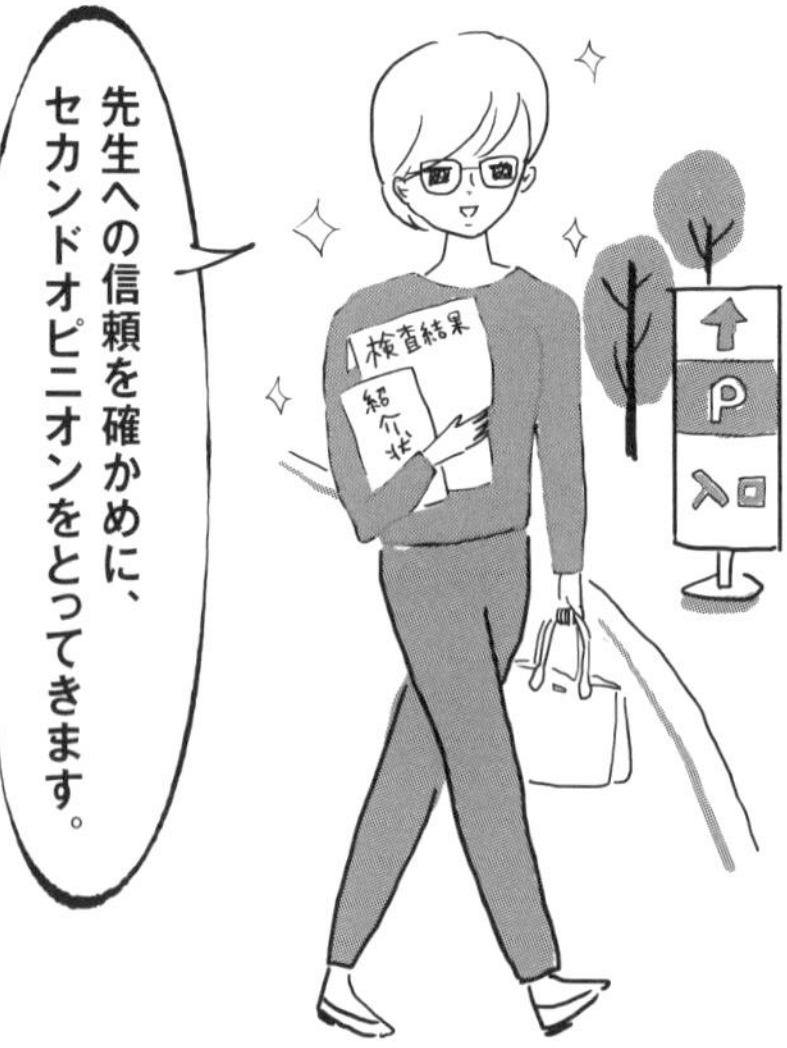
先生への信頼を確かめに、
セカンドオピニオンをとってきます。
検査結果
紹介状
P
入口

った」と主治医への信頼を確認し、手術を受ける覚悟を持つ――。これがセカンドオピニオンの理想の姿です。

異なる意見が出た場合も、それは主治医と患者さんが今後の治療方針を相談するうえでの貴重な参考意見となります。つまりセカンドオピニオンは、今後も両者の信頼関係が継続していくことを前提とした、大切なプロセスなのです。

ドクターショッピングと混同すると、ややこしくなる

ところが問題は、現状への不安から主治医と

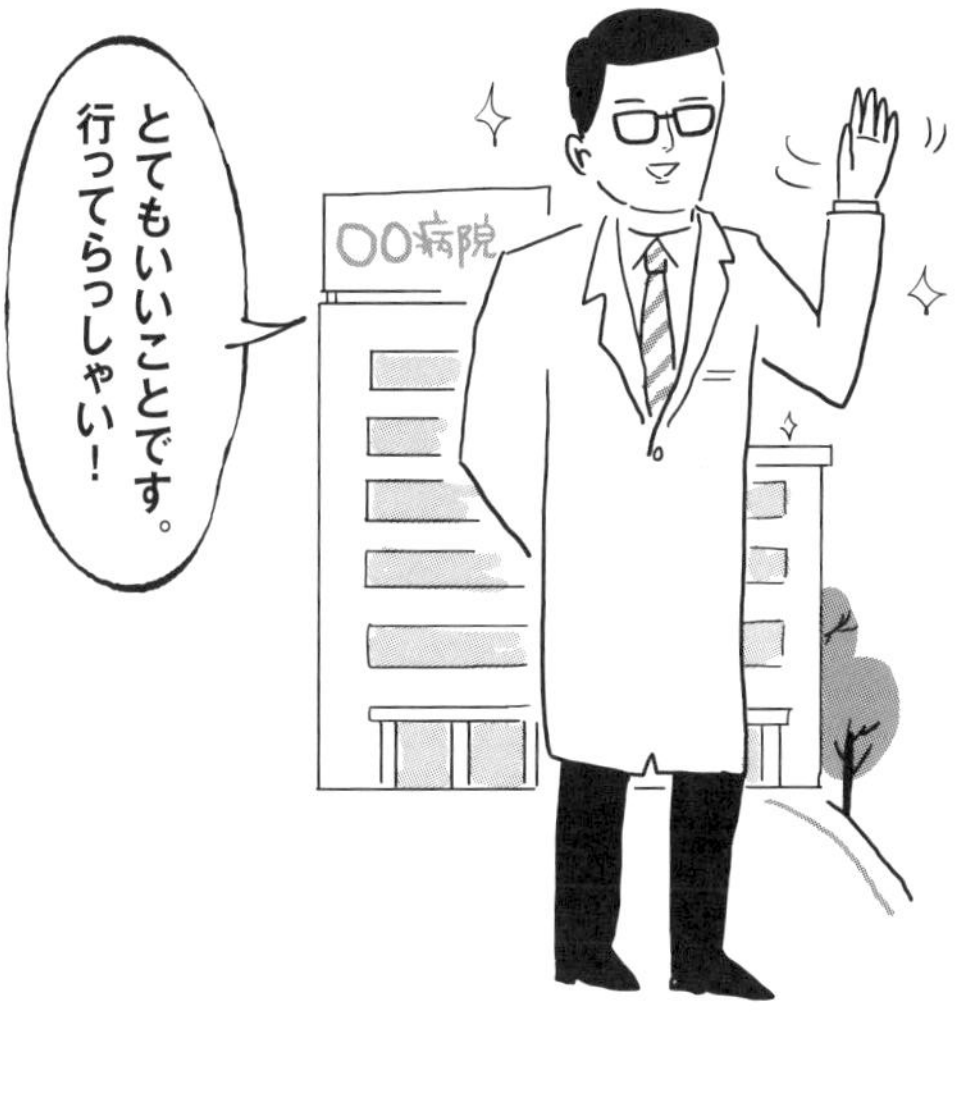

は異なる意見を期待し、ドクターショッピングに似た感覚でとらえている人が多いことです。本来の目的から逸れたこのような状況に対しては、「何に対する不安なのか」を整理して行動するのが得策です。

診断がつかない、症状が改善しないなど状況への不安なら、正規の手続きでセカンドオピニオンを行い、改めて主治医と相談するのがベスト。一方で、主治医への不信感が強く関係性を続けるのが難しい場合は、セカンドオピニオンの制度を使うとかえってややこしいことになりかねません。今までの検査結果一式と紹介状を提供してもらい、思い切って病院を変えるのも解決策の一つです。

case
1

インスリン治療について「他の医師の意見を聞きたい」といったら主治医が不機嫌に

糖尿病で総合病院の内科にかかっているAさん（五五歳）は、血糖値のコントロールがなかなかうまくいかず、インスリン治療を始めることを提案されています。しかし、一度始めたらやめられないのではないかとの不安もあり、「もう少し食事療法と運動療法でがんばってみたい。あるいは飲み薬での治療という手段もあるのでは？」とあれこれ考え、踏み出せずにいます。

先日の診察時に、「不安なので他の専門医の意見も聞いてみたい」と伝えると、主治医が急に不機嫌な表情になり、少し険悪な雰囲気になってしまいました。

患者の心得

〝枕詞〟を添えて伝える信頼と理解の気持ちを込めた

医師の中でも特に内科医は、がん以外の病気でセカンドオピニオンを求められることに慣れていません。そのため唐突に要求されると驚き、信用されていないと負の感情を抱いてしまうことがあります。

そのリスクを少しでも回避するには「先生の説明は理解しました。ただ、いざ始めるとなると気持ちに踏ん切りがつきません。他のお医者さんの意見も参考にしながら、今後も先生のもとで治療していきたいのです」などと丁寧な〝枕詞〟を添えて伝える方法が有効です。患者さんから信頼と理解を言葉で直接伝えられると、医師は滅多なことでへそを曲げたりしないものです。

case

2

診断がつかず症状も改善せず。活路を見出す目的のセカンドオピニオンはありか

Bさん（四九歳）は、半年ほど前から背中から脇腹にかけての鈍い痛みに悩まされています。かかりつけ医から紹介された総合病院の整形外科を受診しましたが、血液検査でもレントゲンでも異常は見つかりません。何か月たっても診断がつかず、治療方針も定まらず、症状も改善しない状況に、Bさんは大きな不安を感じています。

他の医師の意見を聞きたいのですが、病院を変えるつもりはなく、このような〝よくわからない状況〟に関してセカンドオピニオンをとることを担当医に提案してもいいものかどうか迷っています。

患者の心得

医師にとってはむしろ〝渡りに船〟。有意義な結果も期待できる

突破口の見つからないケースで正規のセカンドオピニオンを持ちかけられた場合、医師は〝渡りに船〟とむしろ歓迎する傾向があります。診断や治療法に関して新たな意見が提案され、解決の糸口が見つかることも期待できるからです。

セカンドオピニオンは自由診療なので、通常の診療よりも時間をかけて医師と向き合うことができます。受け身で説明を聞くだけでなく、「思うように改善しない私の現状は、先生のお立場からどのようにとらえられるでしょうか」などと質問すると少しは不安を払拭できる可能性もあり、非常に有意義な活用法だといえます。

case 3

セカンドドクターに乗り換えたい

セカンドドクターの人間性が素晴らしく、Cさん（五二歳）は主治医としてみてほしいとの願いを捨てきれずにいます。

患者の心得

一度は戻って主治医に上手に話す

まず、セカンドドクターに主治医になってもらうことが可能かを確かめる必要があります。その後、一度は今の主治医に戻り、最低限の報告と挨拶をしてから移れば、礼を欠くことにはなりません。たとえば「通院が不便で通いきれないので」など相手を傷つけない穏便な理由で、やむなく転院したい旨を伝えるのも一つの方法です。

医師と患者のおつきあい術②

慢性病の長期治療と向き合うために

症状が長引く慢性病ほど、セルフケアの比重が大きい

病気は、医師だけの力で治すものでも、患者さんだけの頑張りで治るものでもありません。どちらの比重が大きいかは病気の特性によって異なり、たとえば手術を受ける場合や応急処置が

必要な緊急のケースでは、患者さんはまな板の鯉にならざるをえません。

その対極にあるのが、病気の発生や状況に生活習慣が大きくかかわる高血圧、糖尿病、肩こり、腰痛など慢性の病気や症状。この場合、医師が提供できる有効な手段はあまり多くなく、ケアの重心は、患者自身が生活や行動の工夫を試みるセルフケアにぐっと傾いていきます。

大まかにいうと、その病気や治療に要する期間が短くて、命にかかわる度合いが大きいほど専門家（医師）の果たす役割が大きく、命にかかわる状況ではないが、つらい症状が長引いているものほどセルフケアの比重が大きいといえます。そして、圧倒的に多くの人が悩んでいるのが後者。つまり、世の中には患者さんがケアの主体にならなければ改善しない病気がたくさんあるのです。

もちろん、患者一人で頑張るのではなく、医師の指導を受けるわけですが、「患者に寄り添う医師」、「助けてもらう」といった関係性を過度にイメージすると、期待外れになるかもしれません。患者さんが考える以上に、自分でやるべきことは多いのです。

〝役割分担〟の一例
慢性腰痛の場合

●目標を共有する

薬の量は増やさず日常生活の工夫で痛みをできるだけ軽くする。一年後には薬なしで耐えられる程度までの改善を目指す。

●実現可能なto-doを設定する

医師は新しい薬を処方して様子をみる。コルセットの使用を提案する。患者は、オーバー気味の体重が腰に負担をかけているので、一か月後の診察までに体重を二㌔減らす。夕食の白米を玄米に変え、食事時間も早める工夫を試みる。

●診察で結果を検証する

一か月間の痛みの程度、体重の減り具合を確認し、薬の種類や量、生活改善の方法が適当であったかを検証する。

●次のto-doを設定する

医師は寝具のアドバイスを行う。患者は一か月でさらに一㌔減らすため休日に三〇分のウォーキングを始める。

実際、こうしなさい、ああしなさいと手取り足取り細かく指示してくれる医師は、一見親切で患者思いのようで、実は過干渉……。子育てにも似ていて、相手の自立を妨げることになりかねません。相性もありますが、至れり尽くせりよりも「専門家として私にできるのはここまでです」とドライに対応する医師のほうが、結果的に患者さんのセルフケアのモチベーションが高まることはしばしばあります。医者任せの患者でいるかぎり、いつまでも慢性症状の改善は望めないからです。

目標とto-doが定まれば、いわれなくても頑張れる

このとき大事なのが、医師と患者さんが共通の目標を持ち、それぞれの立場でできる具体的で実現可能なｔｏ-ｄｏ（やるべきこと）を話し合いの中で決めていくことです。

診察室で医師に「頑張ってください」といわれて戸惑ったことはないでしょうか。何をどうすればいいのか曖昧な「頑張れ」は、単なる挨拶かビジネストークであることが多いのです。

「いつまでに○○することを目標に、医師は○○の工夫をする、患者は○○を努力する」といった具体的な期限と行動内容を無理のない範囲で設定すれば、人にいわれるまでもなく自分なりに頑張れるものです。

　結果を検証して、次のｔｏ-ｄｏを定め、トライ・アンド・エラーを繰り返す。そうして日常生活が支障なく送れる状態に着地できれば、治療は成功といってよいでしょう。医師は医師、患者は患者でそれぞれに頑張るべきことがある。まさに医療は役割分担です。

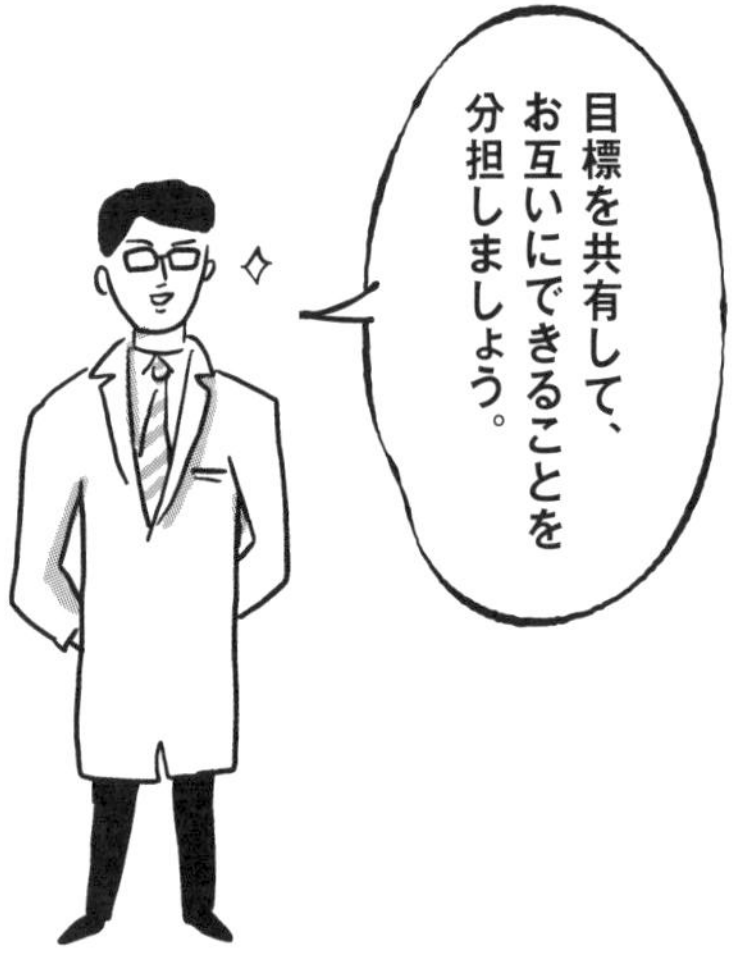
目標を共有して、
お互いにできることを
分担しましょう。

第5章

入院、手術

手術の不安、どう対処する？

遠慮なく聞いておきたい確認事項エトセトラ

どんなに簡単な手術でも、体にメスが入ることの恐怖心は多少なりともつきまとうものです。

もやもやを抱えたまま手術室に運ばれてしまうと、後で予想外の状況に戸惑うことにもなりかねません。

不安や心配事を可能なかぎり解消するための〝あれこれ〟を、医師に確かめておきましょう。

患者が要望を伝えると、意外に融通の利くことも

手術にまつわる数々の不安材料は医師に確かめ、できるだけ解消してから手術に臨むことがストレスの軽減と早い回復につながります。もちろん病院や医師の方針に従わざるをえない部分も多いのですが、意外にフレキシブルで、患者さんの意思表示や相談次第で変更可能な事柄もあります。

その一つが、手術日。緊急でないかぎり、医師の提案する日から一〜二週間程度遅くなっても大して支障のないケースがほとんどです。直前の変更は手術室を空けてしまうことにもなり病院や医師にとって痛手。仕事や重要なイベントと重なりそうな場合は遠慮なく伝え、無理のない日程を設定しましょう。

また、腰痛など整形外科の手術の場合は、患者が何を到達目標とするかで手術の方法や規模が大きく変わることがあります。自転車で長距離を走れるまで回復したい人と、近所に買い物に行ければ十分という人では手術内容も大きく変わってきます。必要以上に負担

の大きな手術を避けるためにも、ご自身がどこまでの治癒を目指すかを伝えることは大事です。

最近は、小さな傷ですむ内視鏡手術が盛んになり、大きくおなかを切る従来の開腹手術と両方の選択肢があるケースが多くなっています。医師は病気の状態や患者の体力、医師自身の技術面などを考え合わせてより安全・確実な術式を提案するので、基本的には方針に従うのが無難だといえます。

しかし特に要望がある場合は、「内視鏡手術のオプションもあるでしょうか」などと尋ね、選択の余地があればそれぞれのメリッ

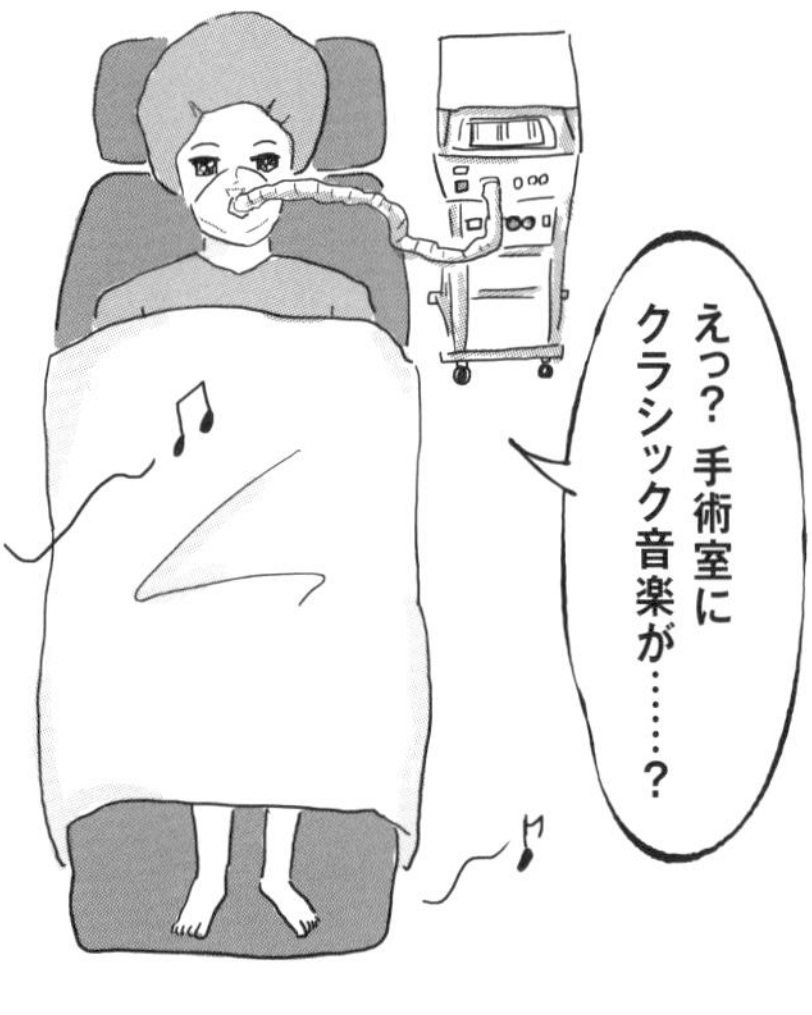

ト・デメリットをよく確認して決めるとよいでしょう。

傷あとや費用のことは患者のほうから聞いてみる

一方、患者さんにとっては大きな問題なのに医師からは何も説明がないことがあります。

例えば傷あと。胃がんの手術をする医師の関心はもっぱら胃に向き、コスメティックな見た目の問題はほとんど眼中にありません。何の意図も悪気もないのですが、傷あとの説明にまで考えが及ばない医師が多いのも事実。どれくらいの傷がどこにどんな形で残るか、

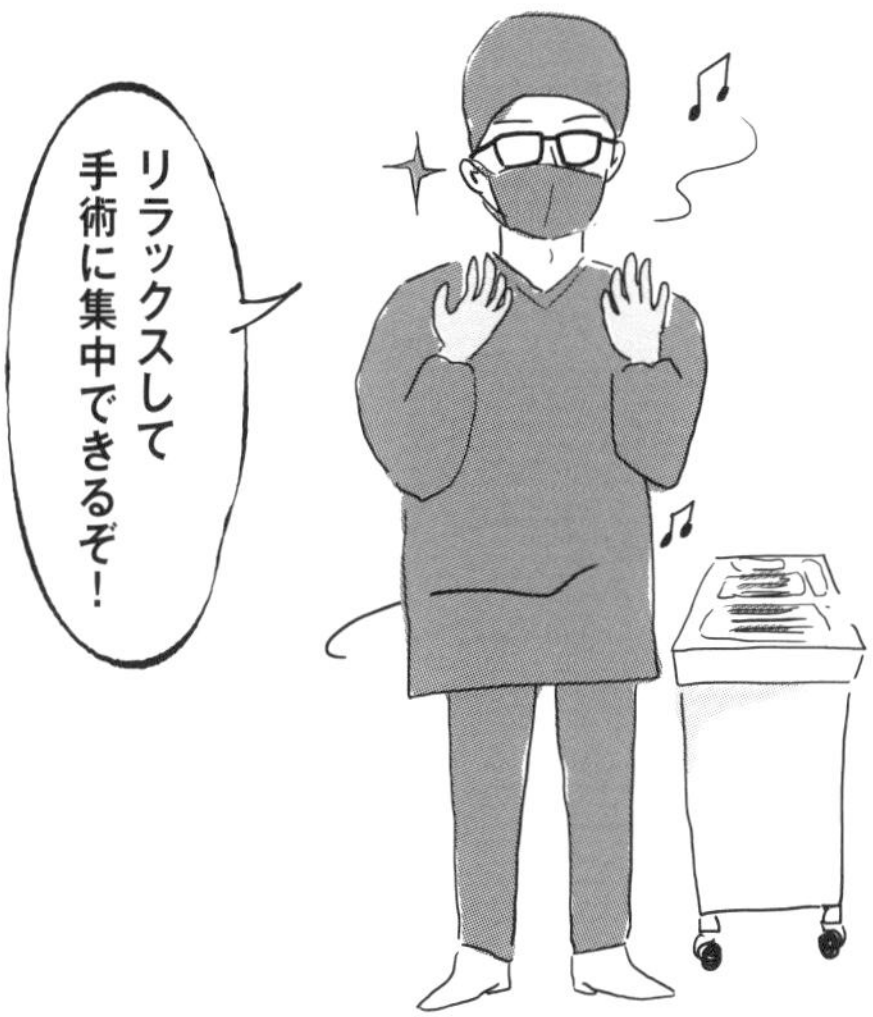

気になることは患者さんから納得いくまで質問しましょう。

また、明らかに大事なのにお互いにスルーしがちなのが手術費用のこと。概算の金額を知っておくと心づもりができ、後で慌てずにすみます。が、尋ねる先は医師ではなく医療相談室か入院受付などが妥当でしょう。

病院側からの確認行為としては、手術前後にフルネームを繰り返し聞く件があります。「何回いわせるの！」とイラッとせず、その都度お答えください。絶対に人を間違えないために必要な確認行為なのです。「○山△子さんですね」と聞かれたとき、「はい」だけでなく「はい、○山△子です」と答えていただくことが、確認ミスの確実な防止につながります。

case 1

麻酔や輸血の同意書を読んでいたら不安になった。サインはどうしても必要か？

大腸がんの手術を受けることになったＡさん（五三歳）。さまざまな立場の医師が書類を持ってやって来ては、あれこれと説明し、サインを求めます。

書類は手術と麻酔と輸血に関する同意書の三通。几帳面な性格のＡさんは一言一句にしっかり目を通しましたが、「麻酔に伴う死亡率」「輸血による危険性」など怖い記述ばかりが目につき、気になって仕方がありません。

自分の受ける手術は危険なものなのか、書類にサインをしないと手術を受けられないのか、と不安な気持ちでいっぱいになってしまいました。

患者の心得

特別な理由がなければ同意したほうが安全

手術に伴う危険を明記して説明し、同意を得るのは病院側の義務です。全身麻酔が効いている間の呼吸は人工呼吸器に頼ることにもなり、生命にかかわる事態が絶対に起きないとはいえません。しかしその確率は、たとえるなら「自転車に乗っていて事故に合う確率と同じくらい、限りなく低い」と理解し、深くとらわれすぎないことです。

同様に、輸血が必要な緊急事態も滅多に起こらないのですが、万が一の場合に同意書がないと命を落とすことになりかねません。宗教上など特別な理由がないかぎり、「手術につきもの」と考えて同意するほうが安全に手術を受けられるといえます。

case
2

大腸ポリープの切除手術。入院が必要といわれたができれば日帰りですませたい

Bさん（四八歳）は内視鏡検査で大腸ポリープが見つかり、切除手術を受けることになりました。主治医の説明によると直径五〜一〇ミリ程度のポリープが三つあり、一泊二日の入院が必要とのこと。

知人が同じ手術を日帰りで行ったこともあり、Bさんは大腸ポリープの切除程度で入院するのは大げさではないかとの思いを拭いきれません。できれば日帰りですませたいのですが、医師にどう話したらいいのか、そもそも患者側の要望を聞いてもらえる問題なのか、対応方法がわからず戸惑っています。

患者の心得

オプションがあるか聞いてみる。交渉しすぎないのが得策

大腸ポリープの切除や白内障は日帰り手術が当たり前になってきました。しかし状況には個人差があり、医師が入院をすすめるときは、出血や感染症のリスクなどそれなりの理由があるはずなので、希望を聞き入れてもらうのは難しいかもしれません。

ただ可能性はゼロではないので、確認のために「この手術に日帰り手術のオプションはありますか」などと尋ねるのはよいことです。医師が「日帰りはちょっと心配ですね」といった反応を見せた場合は、それ以上交渉せず従うのが無難。逆に「日帰りは心配なので入院したい」との要望のほうは、聞き入れられやすいかと思います。

case 3

手術室に音楽が流れている

Cさん（五一歳）が手術室に入ると、クラシック音楽が流れていました。特に悪い気はしなかったのですが、手術はもっと厳粛な雰囲気で行うものだと思っていたので驚いてしまいました。

患者の心得

医師のリラックス方法ととらえる

手術中に音楽を流すことは、ごく一般的に行われています。もちろん不真面目でも気を抜いているわけでもありません。好みの音楽を聴くことで余計な緊張をほぐし、平常心を保ちながら手術に集中するための、医師なりのリラックス方法なのです。

入院中はワガママ禁止？

入院生活のストレスをできるかぎり減らす

外来診療と異なり、入院生活は普段の暮らしから完全に切り離された〝非日常〟。その間、生活リズムも診療のペースも病院主導で進み、さまざまな戸惑いや不安が生じます。入院中の余計なストレスは少しでも軽減したいものです。

通常入院でも、緊急入院でも、患者は自分のペースを保てない

具合が悪いから一か月くらい入院してゆっくり静養しよう――こんなのどかな入院がまかり通ったのははるか昔のこと。今は、入院には手術や抗がん剤治療など明確な目的が必要で、治療内容がはっきりせず退院までのプランの立ちにくい入院に対しては、経営上の面からも多くの病院が消極的です。

もう一つ、急な症状に襲われて救急車で運ばれ、そのまま緊急入院するケースがあります。特に心疾患や脳卒中が疑われる場合は、いったん症状が落ち着いて本人が帰宅を望んでも、医師の判断で入院が決められます。再び発作を起こすと命にかかわる危険があるため、二四時間体制の観察が必要なのです。

いずれにしても本人の希望や症状のつらさの程度と、医療者側の考える入院の必要性は必ずしも一致しません。そしてやるべきことを終え、患者の状態が改善したら速やかに退院するのが原則。したがって入院期間も必要最低限に短くなる傾向にあります。

このような入院生活で普段のペースを保つことは難しく、患者さんは相対的に弱い立場に置かれます。そして限られた日数の中で検査や治療が次々と行われ、慌ただしく時間が過ぎていく。この間さまざまな不自由さや不安を抱くと思いますが、体の回復のためにも入院中の余計なストレスはできるだけ解消することが大事です。

慣れない人間関係と生活リズム。希望や思いを伝えて不安を解消

入院中は初対面の医療スタッフと急に濃密な関係にならざるを得ず、慣れないうちは人間

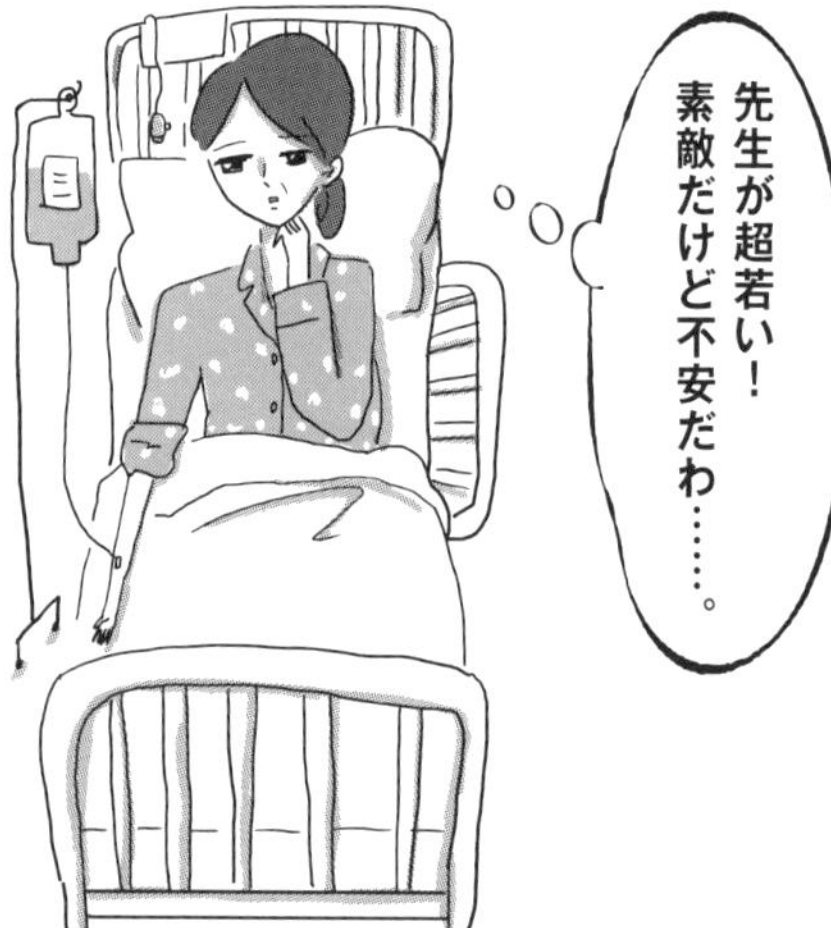

関係の距離感に戸惑うこともあるでしょう。

また、食事や消灯など一日の基本的な生活リズムは当然のことながら病院主導。医療者は、危険回避のために入院患者を必要以上に〝動かさない〟方向で物事を運ばせようと考えがちです。たとえば排泄も、おむつやベッドサイドの簡易トイレですませる方向に進みやすいのです。

しかし、必ずしもすべて病院の指示に従うことはありません。歩ける状態であれば、「できればトイレで用を足したいので付き添っていただけないでしょうか」などと希望を伝えると、病院側も患者さんを尊重して対応を考

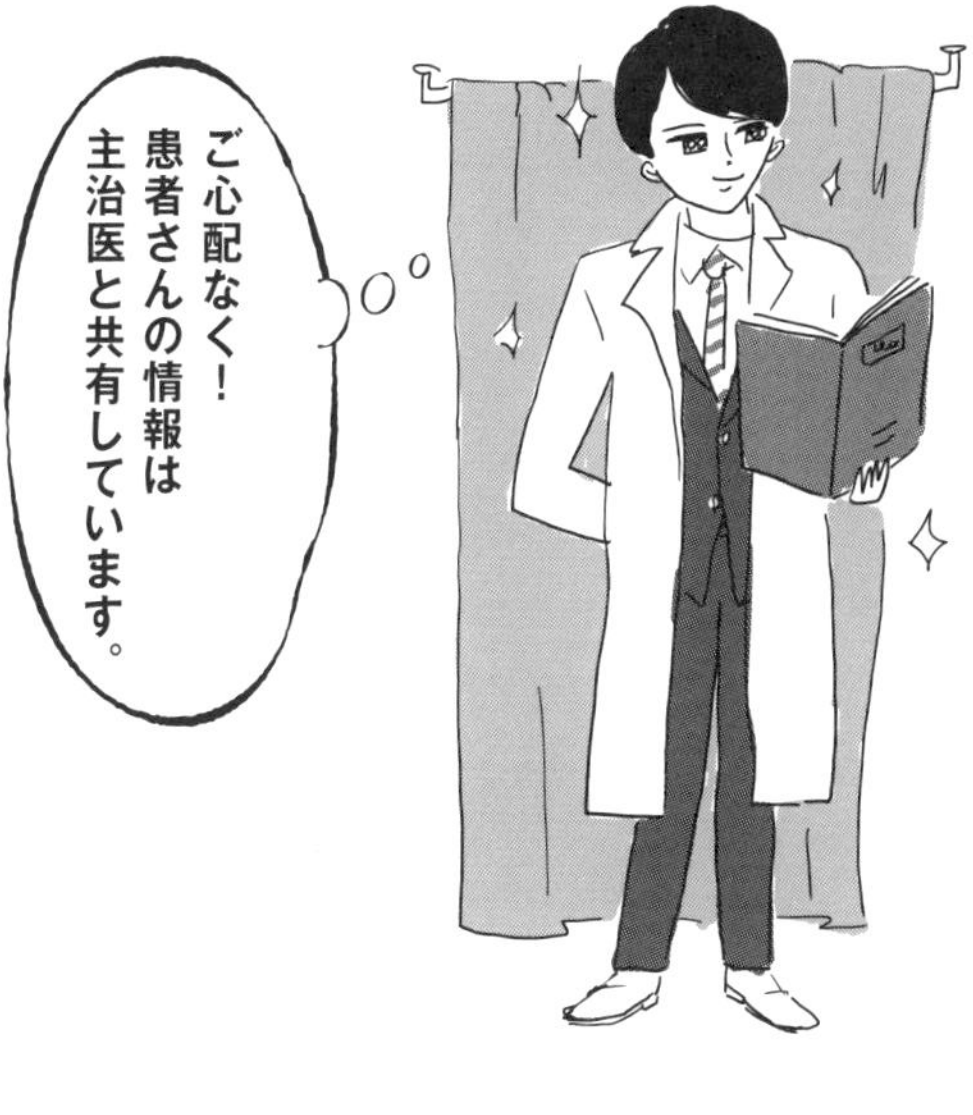
ご心配なく！
患者さんの情報は
主治医と共有しています。

えてくれる場合が少なくありません。

入院が二週間を過ぎると、診療報酬が下がるという医療制度上の理由から、転院を要請されることがあります。長期入院が見込まれるときはその可能性があるか否かを早めに確かめ、転院先を探すなどの準備をしておくとその場で慌てずにすみます。

また、救急車で運ばれた見知らぬ病院で入院が始まった場合、途中でなじみの病院への転院を希望することに躊躇する必要はありません。「自分の病歴を把握している病院なので」など正当な理由であれば、心理的抵抗もなく受け止めてくれるはずです。

case 1

病棟担当の医師が若すぎて不安。入院中も主治医にみてほしいのだが

初期の胃がんの手術で入院したAさん（五二歳）。ベテランの主治医は一向に顔を見せず、担当医になったのは初対面の二〇代の医師。「こんなに若くて大丈夫かしら。主治医にみてほしいのに」と心配で仕方がありません。しかも、親子ほどに年が離れているのに「大丈夫？がんばろうね」などと友達口調で話しかけてくるのが苦手で、会話するストレスに感じています。

とはいえ、病院の方針や都合もあるだろう、入院中に病気以外のことで注文をつけるのはわがままなのだろうか、と我慢しながら入院生活を送っています。

患者の心得

情報は共有されているので安心を。意図を汲みつつ思いを伝えよう

ベテランの医師は経験や技術を要する手術や外来を受け持ち、若い医師は体力を必要とする病棟を担当することが多いのが現状です。しかし患者さんの情報は電子カルテで共有されており、治療方針は主治医主導で進められているので、心配は無用。主治医に直接相談したい場合は、その旨を伝え時間を作ってもらいましょう。

友達口調は、患者さんを和ませようという善意の表れです。その意図を汲んだうえで「気持ちは嬉しいのですが、私は普通に〝ですます調〟で話すほうが落ち着くのです」と、ご自身の思いを正直ににこやかに伝えるとよいでしょう。

case 2

肺炎とわかり、緊急入院。いつまで入院するのか見通しが立たず、気がかりだ

クリニックで処方された風邪薬を飲んでも発熱と咳が一週間治まらず、総合病院を受診したBさん（五五歳）。検査の結果、肺炎と診断され、そのまま緊急入院することになりました。同居の親や仕事のことが気がかりで医師に入院期間を尋ねても、「今は何ともいえません」とはっきりしない答えが返ってくるばかり。

いつになったら退院できるのか、医師はどのタイミングで退院を決めるのか、どのように質問したら明快に答えてくれるのか──。先の見通しの立たないBさんはベッドの上で悶々と過ごしています。

患者の心得

平均的な入院日数を尋ねる。検査数値の目安を聞くのも手

Bさんのような緊急入院の場合、医師は状況把握ができるまで入院期間を見通すことができません。今が急性期か回復期かによって、退院時期に差が出るからです。それでは不安で仕方がないという場合は、同じような病状の患者さんの平均的な入院期間を質問すると、数日なのか数週間なのかおおよその目安がわかります。

入院中の検査は、主に回復の程度を調べる目的で行われます。容態が落ち着いてきたら「検査の数値がどれくらいになったら退院できそうですか」と具体的な目安を尋ねると医師も説明しやすく、患者さんも自分の状態を把握することができます。

case 3

延命治療について聞かれ、驚いた

八八歳の母親が脳梗塞の疑いで緊急入院することになったCさん。担当医にいきなり「延命治療はしますか」と聞かれ、驚くと同時に、返答に窮してしまいました。

患者の心得

迷ったら「治療を希望」と伝える

万が一の急変を想定して心臓マッサージや人工呼吸器の使用についての確認は、病院によっては入院時の決まり事のように行われている場合があります。どの程度の確率で起こりうる話なのかを確かめ、答えに迷う場合は「治すことを優先してください」と伝え、後でゆっくり話し合い、熟考する時間を持つのが安全な方法です。

医師と患者のおつきあい術③

医師と患者の関係、その距離と立場の踏まえ方

原則は、「自分だけが特別な存在になろうとしないこと」

患者さんと医師との間の、ちょうどいい関係はどのようなものか。つきあいの長さや互いの性格、相性など個々の状況は異なるにせよ、「これさえ心得ておけばうまくいく」と私がアドバ

イスできることが一つあります。

それは、〝自分だけが他の患者さんと異なる特別な存在になろうとしない〟という原則を崩さないこと。

医師は、患者さんが抱える健康問題をなんとか解決したいと考えています。なかでも、かかりつけ医は生活全般にまで広く気を配り、親身に相談に乗ろうとします。患者さんの側も医師に垣根を設けずに、生活上の悩みやストレスを話していただきたいと考えています。

それと同時に、医師はすべての患者さんに対して公平・平等な接し方を常に心がけてもいます。したがって、お互いに気心が知れて距離が縮まるのはある程度は望ましいことであるとはいえ、患者さんの言動に「自分だけが特別」といった意図を感じてしまうと、多くの医師は困惑するに違いありません。

つきあいが長くなり親近感が増しても、医師と患者さんとの好ましい関係とは、あくまでも〝医療の専門家とクライアント〟であること。この枠を越えると、双方にとってあまりいい結

この関係はOK？ NG？

●お歳暮やお中元を贈る

多くの大病院は規則でＮＧ。個人病院では患者との関係性次第で受け取る場合も。いきなり贈って気を悪くされることのないよう、事前に「贈ってもよろしいですか」と確かめるのが無難。

●携帯電話の番号を聞く

組織を超えた越権行為につながるのでＮＧ。ただ、個人病院の場合は利便性や緊急性に応じて患者に教えることもある。迷惑にならないよう、時間帯など使い方のルールを確かめておく。

●プライバシーを尋ねる

医師の性格にもよるが、時間に余裕があれば、会話の流れで家族や趣味について尋ねる程度ならＯＫのことが多い。

●友達口調で話す

誰とでも同様の口調で接するざっくばらんな医師なら、ある程度の関係性ができた時点でＯＫ。言葉遣いにも自分だけの特別感を出さないことが大事。

果をもたらしません。アメリカでは、医学生に「自分の家族を診察してはいけない」と教育しているほどです。患者さんとの間に特別な関係性が存在すると、感情が邪魔をすることも考えられるからです。普通であれば疑うはずの病気を「大丈夫だろう」と過小評価して検査をスルーしてしまったり、逆に、過剰な心配から不必要な治療を施すなど、客観的で冷静な判断ができなくなる恐れがあるのです。

話してよいこと、よくないこと。利く融通、利かない融通

例えば、「夫との不仲が原因で、不眠が続いている」という訴えがあるとしましょう。医師は、これを健康相談と受け止めます。ストレスへの対処法や薬の処方など、医師としての対応を行うことができます。

しかし、「ちょっと聞いてくださいよ……」とまるで友人のように夫に対する愚痴をこぼし、「離婚すべきでしょうか」など人生相談を持ちかけるとすれば、明らかに〝医療の専門家とク

ライアント〟の関係を逸脱していますね。

「先生とは親しいから、これくらいの融通は利くのではないか」と、他の人の何倍も診療時間を長引かせたり、特別枠があるかのように早急の予約や時間外の診療を強引に依頼する行為も、一線を越えています。

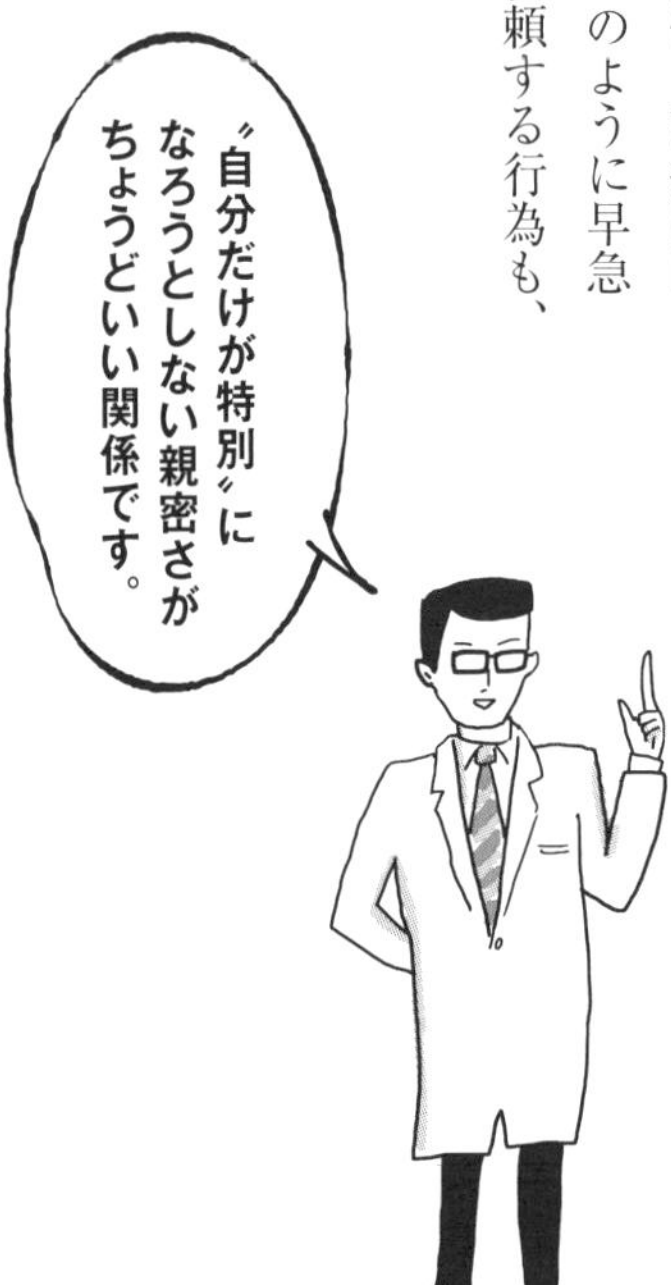
〝自分だけが特別〟に
なろうとしない親密さが
ちょうどいい関係です。

第6章

家族が患者になったとき

親の介護、医師をどう頼るべきか？

どこまでが介護で、どこからが医療かを知る

介護にあたる家族は日々さまざまな健康問題に直面し、その都度、医療や介護サービスを頼ることになります。両者の境目は明確ではないのですが、「どのような場合に医療が必要か」は前もって頭に入れておきたい。医療が無力だったり、施すことが必ずしもよくない状況があることも知っておきましょう。

「食べない、飲まない、出ない」は医療を必要とする状況

高齢者の日常には、明らかな病気といえないまでも状態の変化や普段と違う様子がしばしばみられ、家族が、医師に相談すべきか介護スタッフを頼るべきか迷うケースも生じます。身体や認知の機能が低下するにつれ、その境目は曖昧になっていきますが、医師が〝この状況は医療が必要〟と見極める基準の一つが、「放っておくと健康状態が悪化する恐れがあり、医療行為を行うことで改善や現状維持が期待できる場合」です。

たとえば食事や水分が十分にとれないとき。そのまま何もしないと栄養失調や脱水状態を引き起こして病気の引き金となり、場合によっては命にかかわる恐れもありますが、点滴などの医療行為で状態を改善することができます。また便秘や下痢、尿が出ない、などの症状も同様。〝食べて排泄する〟という人間が生きるうえでの基本的な機能がうまく働かないのは健康悪化のサインであり、医療の介入が必要な状態といえます。

一方、家族は医療を頼りたくなるけれど、病院や医師は手を出しにくい状況があります。

それは、年齢とともに全身の機能が徐々に衰え、ついに寝たきりになったとき。

　こうなると医療の力で機能を回復させて歩ける状態に戻すことは難しくなります。また、自宅介護が厳しくなった場合の受け皿は介護施設であり、それを病院に求めるのは現実的ではありません。入院による治療効果が期待できて、退院のめどがつくことが入院許可の条件だからです。医師には、寝たきりの状態に至る前の筋力維持や栄養改善などについて相談するほうが賢明です。

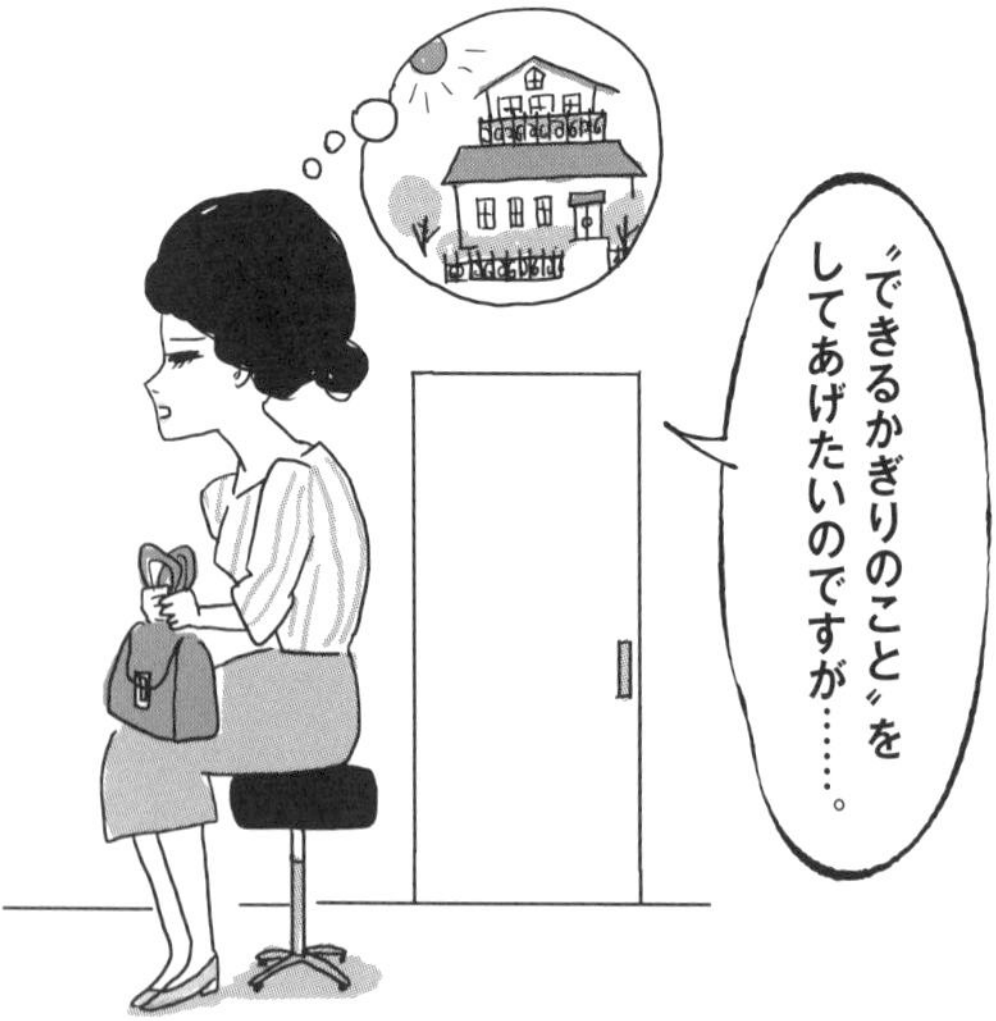
〝できるかぎりのこと〟をしてあげたいのですが……。

医療的手段を行うことが、必ずしもよいといえない難しさ

医療的手段が存在しても、行うことが本人にとって望ましいといいきれない難しいケースがあります。暴力や暴言、幻覚など認知症周辺症状への対応はその一つです。薬で症状を抑えることができないわけではありません。しかしそれらの薬はエネルギーを抑え込み、感情を麻痺させ、元気をなくす方向に作用するものが多く、人間らしさを失わせるともいえます。

大事なのは、本人と、ケアする家族や周囲

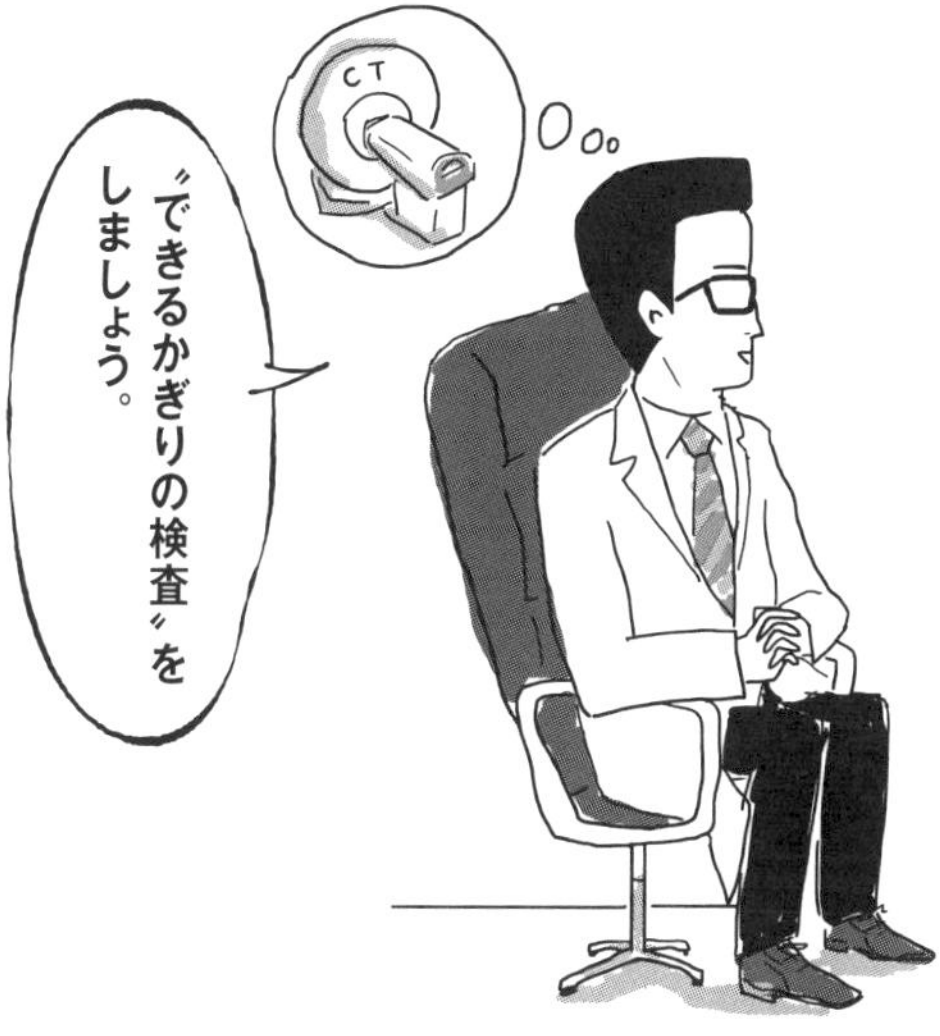

が不幸にならないこと。人が年齢とともに変わっていくことを無理に止めようとすると、必ずどこかに何かしら悪い影響が及ぶことを頭に入れて、よく考えたうえでの対応が必要です。

介護中、家族には「つらい」「なんとかしたい」「できるかぎりのことをしてあげたい」などさまざまな感情が湧いてきます。漠然とした思いをそのまま医師に伝えると、医師は医師なりの立場で解釈し、検査や薬など医療的手段を積極的に使おうとする傾向があります。本人や家族が何を希望するのか、より具体的な言葉で話すことが大事です。

case
1

足腰が弱り、食欲も低下。父の寝たきり予防について医師に相談してよいものか

Aさんの父親（八六歳）は要介護3。ベッドとトイレの往復はかろうじて自力で歩けるものの、足は上がらず歩幅も狭くなり、筋力の衰えは明らかです。最近では食欲も落ちて体重が減り、つまずきやふらつきも多くなって、ベッドで寝て過ごす時間が増えてきました。

このままでは寝たきりになることが目に見えており、少しでも長く筋力を維持したいのですが、病気とはいえない全身の衰えに対して医師にできることがあるのか、それとも介護職の専門分野なのか、相談先に迷っています。

患者の心得

訪問診療を行うかかりつけ医が、相談相手として最適

医師も介護スタッフもそれぞれの立場からアドバイスを行うことができ、またその義務があります。医師は検査や薬の処方など診断・治療以外にも、健康維持や寝たきり予防のための食事・運動・睡眠などに関するアドバイスを行います。診療所の医師（かかりつけ医）であればさらに細かく、ライフスタイルや家族関係に踏み込んで相談に乗ることも自らの役目ととらえています。かかりつけ医が訪問診療を行っていれば最適な相談相手になるでしょう。家での生活を切り離して介護を語ることは不可能で、訪問診療の目的は患者さん本人と住環境の両方を診断することだからです。

case
2

認知症の親にできるかぎりのことをしたい。医師にどう伝えたらよいか

Bさんは自宅で九二歳の母親の介護をしています。三か月前に転倒して大腿骨頸部を骨折し、手術とリハビリで杖をついて歩けるまでに回復はしたものの、入院中に認知機能がすっかり落ちてしまいました。

物忘れが進み、状況が把握できなくなってきた母親ですが、Bさんの願いは無理に元気を取り戻すことではなく、体や気持ちに余計な負担をかけず、穏やかな気持ちで長く自宅で過ごしてもらうこと。「そのためにできるかぎりのことをしてあげたい」との思いをかかりつけ医に伝え、何ができるかを相談しようと考えています。

患者の心得

「できるかぎりのこと」とは何か。具体的に話さないとズレが生じる

家族から「できるかぎりのことをしてあげたい」といわれると、医師の思考回路は問題解決の方向に傾き、回復と延命のために力を尽くそうと考えます。つまり医師にとってその言葉は、検査をしたり薬を出すことを意味し、Bさんのイメージする「なるべく心身に負担をかけず、穏やかに静かに自宅で」との思いと一致しない可能性が大きいのです。

「できるかぎりのこと」は、患者のご家族、医師、介護スタッフなど立場によって解釈が異なる難しい言葉です。Bさん自身が「何を望んでいるのか」をよく考えて、相手に具体的に伝えることが大事です。

case 3

医師が認知症の薬に消極的だ

認知症の父親（八七歳）の介護が大変になってきたCさん。薬を試してみたいのですが、主治医は消極的な考えのようです。

患者の心得

薬に頼らない対応法を聞くチャンス

持ちかけにくい相談は、「素人なので判断がつかないのですが」などの前置きを添えると抵抗がないでしょう。

認知症の薬の評価は医師によってさまざまです。結果的に処方されないとしても、その話題を出すことは薬に頼らない対応法や工夫についてアドバイスをもらえるきっかけにもなるので、意味のある相談だと思います。

家族の認知症、何を訴える？

医師に期待できること、できないこと

「しかたがない」と頭でわかっていても、
心で受け入れられない家族の認知症。
医師に多くを期待しすぎると、かえって失望し、
悲しみが増すことになりかねません。
ただ、〝家族と本人を支える重要な補助者の一人〟としての
医師とつきあうコツはあります。

医師は〝補助者の一人〟、できることには限りがある

認知症にはほかの病気と異なる特徴があります。それを知ったうえで家族としての心構えを持っておくと、医師との関係や本人の症状も含めた全体がうまく運びやすくなります。

特徴は次の三つ。①病気か否かの境目が非常にぼんやりしている。②本人の問題だけでなく、家族関係など本人を取り巻く環境の中でうまくいかない状況が生じている。③困っているのは、本人よりむしろ周囲である。

したがって、本人を対象に医学的手段による診断と治療を行う医師が、認知症に対してできることには限りがあります。たとえば診断には脳のＭＲＩ画像や認知機能テストも参考にはなりますが、〝以前と比べて今の状態がどうか〟の変化が重要で、身近な家族のほうが的確に診断できる場合もあります。そして、〝以前と同じような認知機能に戻す〟という意味での治療は難しい。認知症への対応を医師に期待しすぎると、本人も家族もかえって失望し、つらくなる場合が少なくないといわざるをえません。

感情的には非常に難しいことですが、元の状態に戻ってほしいと思わないことは、家族としての心構えの基本といえそうです。

生活の中で、家族も本人も負担やストレスが少なく傷つかない状況を作る方法を考えるのが現実的です。自分たちが主役になって行政・介護・医療などさまざまな立場の専門家の助けを借り、医師のスタンスも〝補助者の一人〟ととらえるのが相応でしょう。

薬や診断は必要ないことも。かかりつけ医の経過観察は大事

では、家族が医師に期待できることは何か。

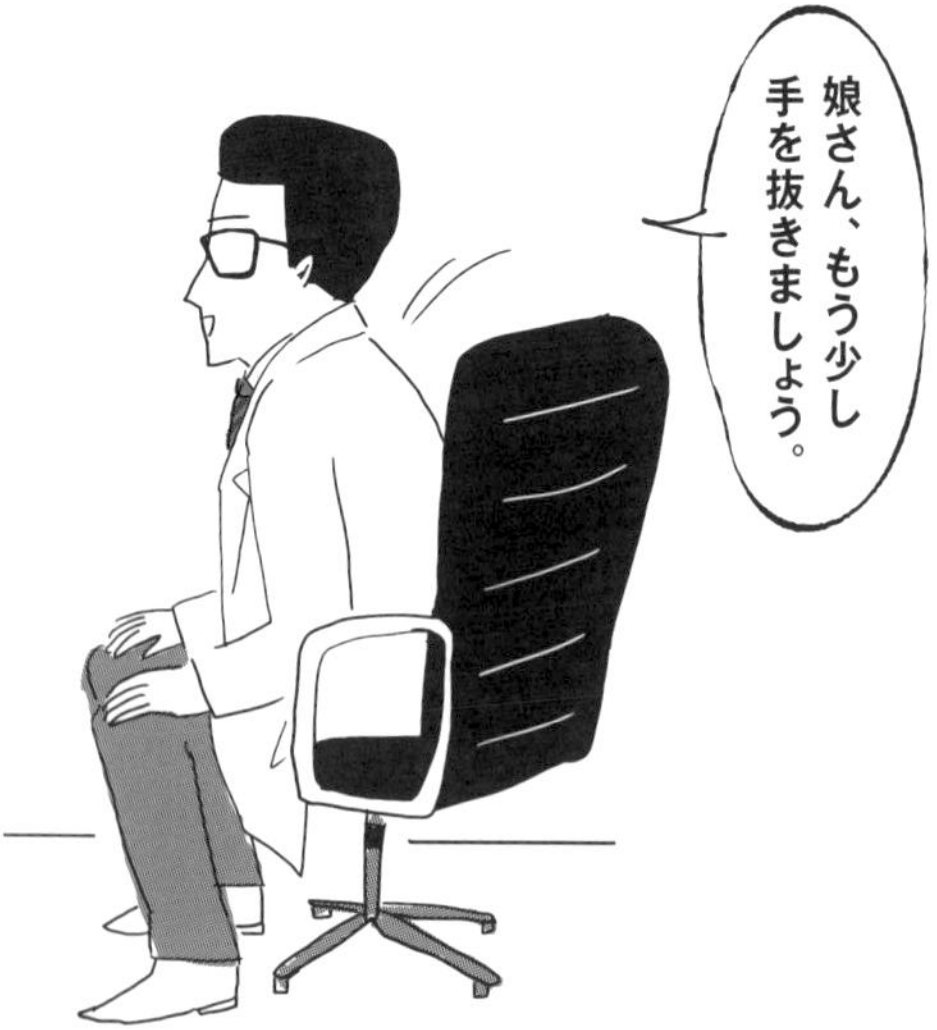

一つは薬の処方。不眠や食欲低下、下痢や便秘など気になる症状の治療や予防のための薬を出します。認知症そのものの進行を遅らせる薬は、効果の個人差が大きいことや副作用の問題から使用に慎重な医師も少なくありません。また、かかりつけ医が定期的な診察を行い、状況を把握することも重要です。

認知症のタイプ（アルツハイマー型認知症、レビー小体型認知症など）をMRI検査などを用いて診断し、症状の出方や先の見通しをつけるのも医師の仕事の範疇です。しかし、認知症の人とその介護者がより幸せな生活を続けるうえで、必ずしも正確な医学的診断が

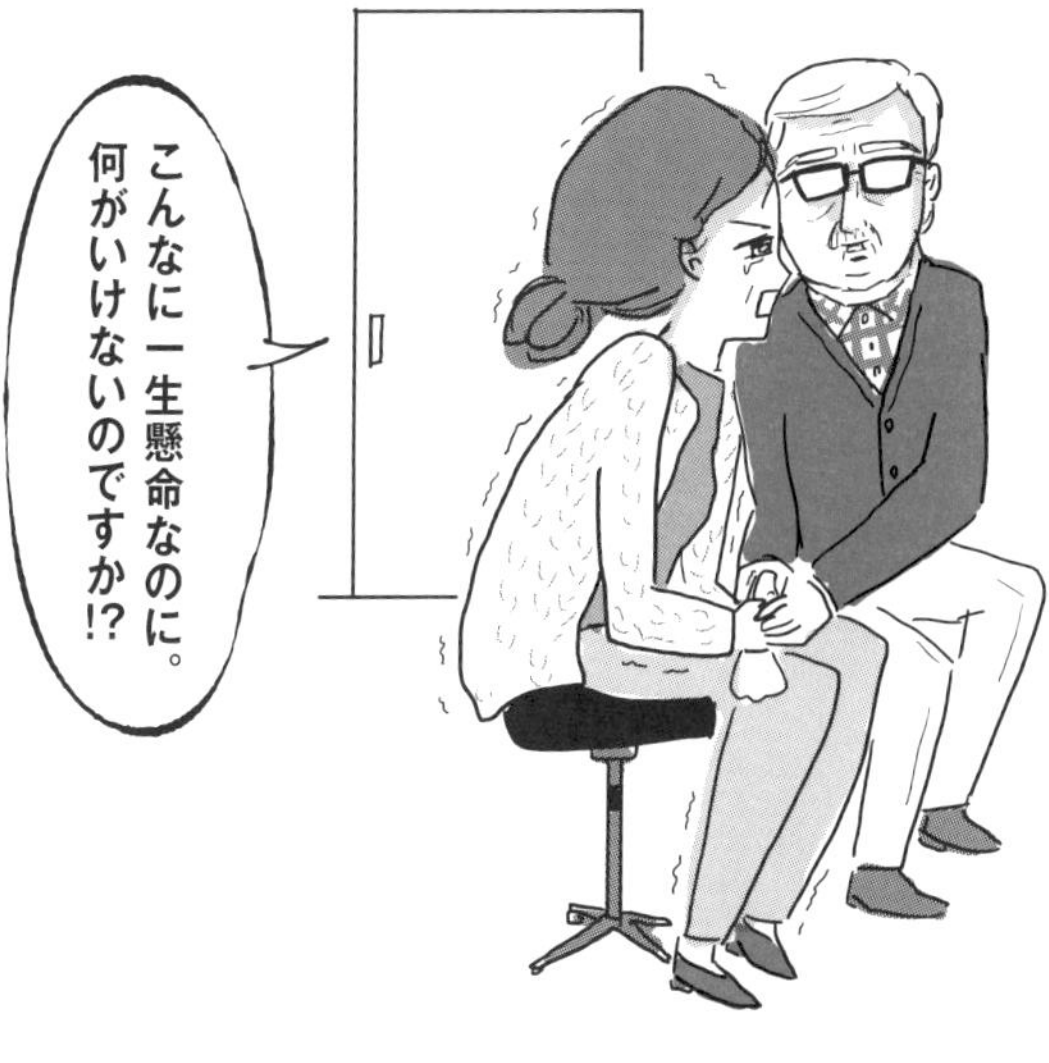
こんなに一生懸命なのに。
何がいけないのですか!?

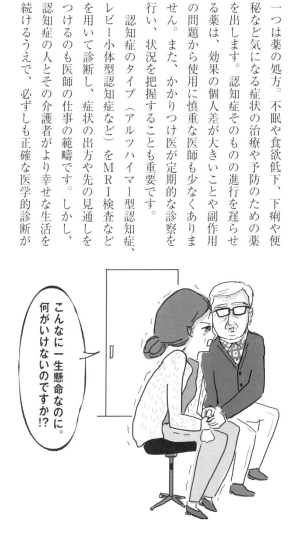

必要なわけではありません。

治らないからといって悲観することはないのです。認知症の症状には、本人にとって何かしら重要な意味があるはずだと私は考えています。たとえば〝物とられ妄想〟は孤独感の表現かもしれない。意味を探る必要はないけれど、意味があることを尊重したい。症状を無理に抑えるのでなく、起きたときの対応法や環境を変えることを考えて症状とつきあっていくほうが穏やかな解決法のような気がしています。認知症に〝治るか、治らないか〟の物差しはそぐわないのです。

case
1

母親の物忘れが悪化し受診、医師は「年相応です」という。なぜ認知症と診断しないのか

母親（八五歳）の物忘れがひどくなり、おかしな行動も目立ってきたので、認知症を心配して総合病院に連れて行ったAさん。医師は問診と簡単なテストをした後、「この年齢でしたら、年相応でしょう」と説明するだけ。「認知症ではないのですか」と確認すると、「まあ、そういえなくもないですが……」と言葉を濁すのです。

困っているから受診したのに、年相応といわれても何の解決にもなりません。認知症の進行を遅らせる薬についての説明もなく、Aさんは何のための診察だったのだろうと不満を抱いています。

患者の心得

薬の使用がベストではない、との意図を込めている場合もある

客観的には認知症といえる状況をあえて明言しない場合、「医学的な介入をしないほうがいい」との意図が働いていることがあります。「診断名をつけてしまうと認知症の薬を出す義務が生じる。それはこの患者さんにとって得策ではない」という医師の配慮といえるかもしれません。

認知症の薬は人によって効果がなかったり、効きすぎたり、また食欲低下、興奮状態、元気がなくなるなどの副作用もあるため、使う場合は定期的に診察を受けることが大事です。ご家族も、起こりうる副作用や、効果の表れ方をどこで判断したらいいかを確かめておきましょう。

case

2

父のために頑張っているのに「手を抜いて」という医師。突き放されたように感じた

Bさんの父親（八六歳）は、肺炎で入院したのをきっかけに、認知症が悪化してしまいました。社交的で勉強家でダンディだった父親が、外出を嫌がりお風呂も入らず、ぼんやりとしている姿を見るのが、Bさんは悲しくてしかたがありません。少しでも元に戻ってほしいと一生懸命で、かかりつけ医にも頻繁に連れていっています。

ところが先日、主治医に「少し手を抜いたほうがいい」といわれてしまいました。Bさんは医師の言葉の真意がわからず、頑張りを否定されたようで怒りと悲しみでいっぱいになってしまいました。

患者の心得

「いろいろな人の手を借りましょう」とのアドバイスと受け止める

この場合の「手を抜きましょう」は、決してご家族の思いを否定したり軽く流したりしているわけではありません。一生懸命すぎると人は悲しみと怒りの感情に支配されがちです。「元に戻ってほしいと思う気持ちの半分を、対応法や環境を変えることに向けたほうが現実的です。そのために福祉の窓口やケアマネージャーなどいろいろな立場の専門家の手を借りましょう」とのアドバイスと受け止めましょう。もちろん医師もその中の一人です。

一生懸命なのはご家族として当然です。怒ったりイライラしてしまう自分を、「無理もない」と許す気持ちも大事です。

case 3

あざの理由を聞くのはなぜ?

Cさんは同居の母親(八二歳)の認知症介護をしています。主治医が診察中に、母親の腕や足のあざの理由や、お風呂に入れていますかなどと聞いてくることが不快です。

患者の心得

「必要な確認事項」と割り切る

家庭内で認知症の高齢者に対する虐待がないかどうかを念頭に置いた質問だといえます。ご家族を疑っているわけではなく、医療職の義務として必要な形式的な確認事項なのだと割り切りましょう。主に行政の介護職が行うことですが、医師も同様の質問をすることがあります。

終末医療、延命治療にどう向き合う?

家族と医師で支える最終段階の過ごし方

親の人生の最終段階と向き合わざるをえなくなったら……。
いざというとき、意思疎通が難しくなった親に代わって、
医療の受け方を医師とともに決めるのは家族の役目。
方向性を誤らないために重要なのは、
親の人生観を理解し、医師と共有することです。

延命治療を受けるか否かより、親の人生観を聞くことが大事

人生の最終段階を迎える状況はさまざまですが、高齢になって体の機能が弱まり、徐々に自力での歩行や飲食、そして意思表示が難しくなるケースが増えています。この期間を医療と無関係に過ごす人はまれで、入院に至ることも少なくありません。

このとき、どこまで積極的に医療を行うかはとてもデリケートな問題です。本人と十分なコミュニケーションがとれない場合、医師は主に娘や息子など身近な家族と話し、本人の意思を確認しようとします。家族はしばしば「親に延命治療を施すか」という難しい問題と向き合うことになり、本人がある程度しっかりしているうちに話をしておくことが重要になってきます。とはいっても、リビング・ウイル（生前遺言書）を作ったり、具体的な医療行為について事前に確認しておくという意味ではありません。実際、胃ろうや人工呼吸器をどうするかと聞かれても、よくわからない人がほとんどでしょう。

大事なのは、本人が何を大切に生きてきたのか、これからどのような過ごし方を望むの

かといった〝人生観〟を知ること。その状況になったとき個々の医療行為をどこまで受けるかは、本人の人生観を尊重しながら家族と医師がフレキシブルに対応する、という考え方のほうが全体的な方向を見誤らないと思うのです。

最近、ACP(アドバンス・ケア・プランニング。愛称は「人生会議」)という取り組みが提唱されています。これは、重い病気になったり体の機能が落ちたときの過ごし方について、本人が尊重してほしいことや医療に何を期待するかなどを、家族と本人だけでなくかかりつけ医や介護スタッフなど医療や介

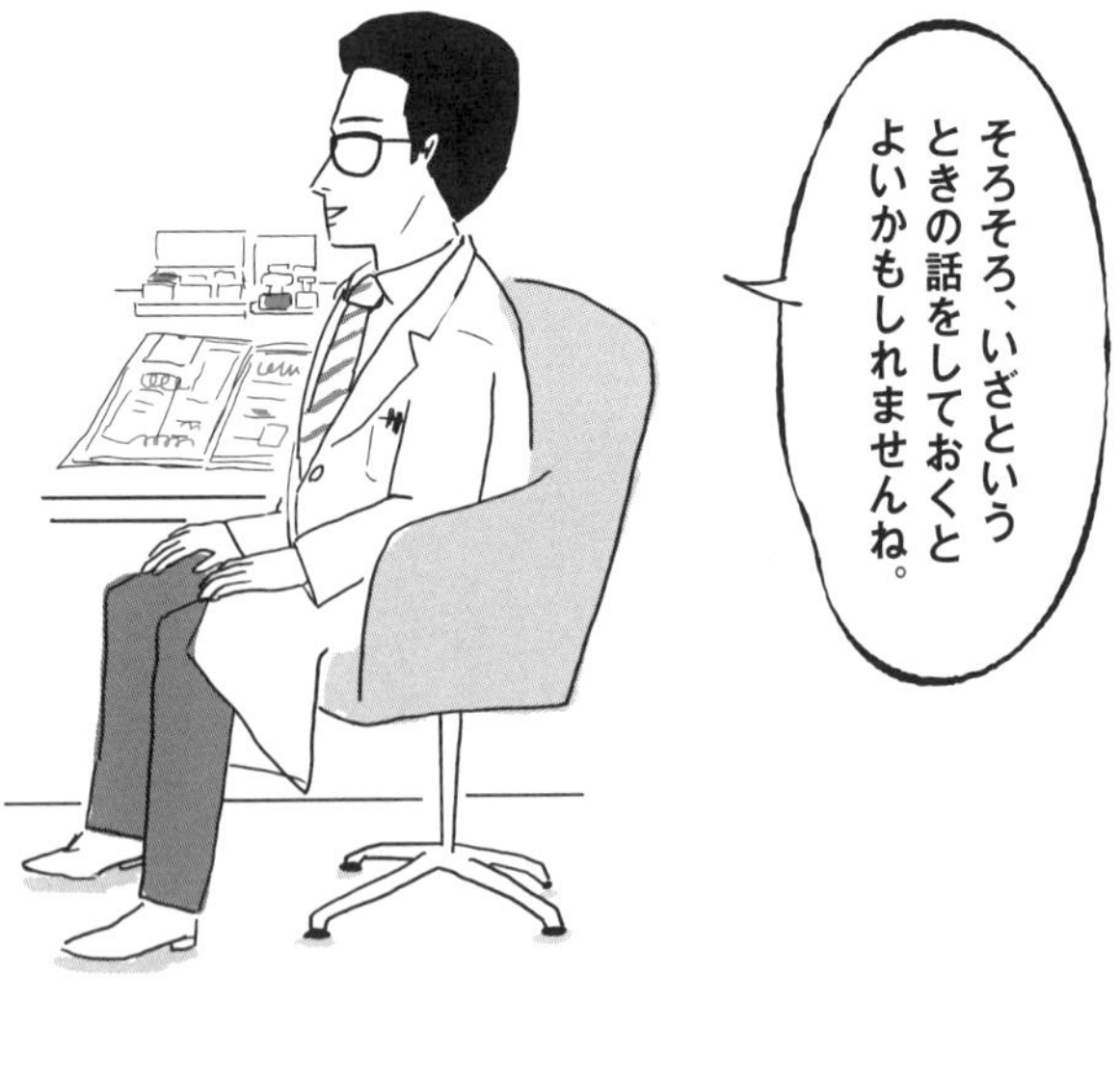
そろそろ、いざというときの話をしておくとよいかもしれませんね。

護の専門家も加わって事前に話し合い、合意形成を行うものです。ここでも、延命治療云々ではなく、本人の人生観を理解することに重点が置かれます。

難しい決断を迫られたとき。代弁者としての役割を忘れずに

親の人生観を理解していたつもりでも、その場になると「もう一度元気になってほしい、少しでも長く生きてほしい」との思いが湧き上がってくるものです。それは家族として当然の心情であると同時に、家族の希望を中心に物事が進みがちになる落とし穴でもありま

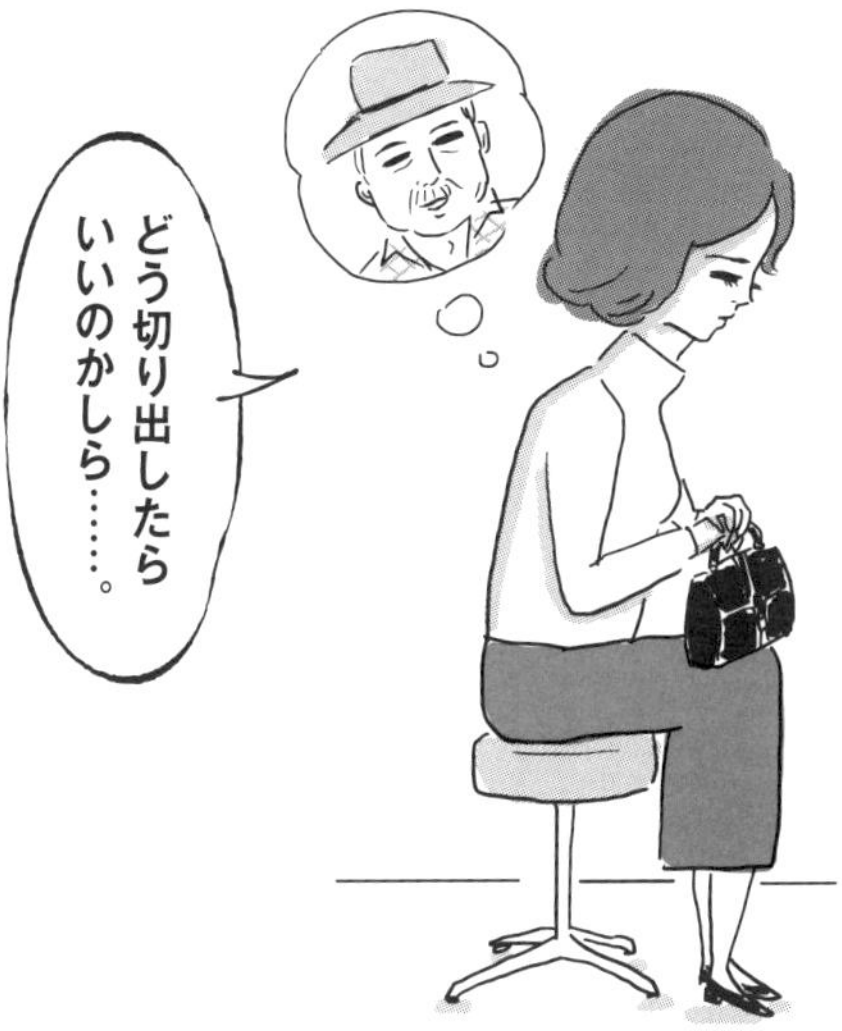

す。そのとき、家族は何に気をつけて対応すればよいのでしょうか。

一つは、自分の希望と医師の医療的な見通しを別のものとしてとらえること。もう一つは、自分が担う〝家族〟、〝本人の代弁者〟という二つの立場を忘れないこと。延命治療について聞かれたとき、家族には医師にその二つの声を伝える役割があります。そして、むしろ代弁者としての声のほうが重要であることを忘れずにいれば、本人の思いと大きなズレが生じることはないはずです。

case

1

親と最期の過ごし方について話すことをすすめられたが、切り出し方がわからない

Aさんの父親は年の割にしっかりしていたのですが、九〇歳を超えるとさすがに体力が落ち、歩行も食事も不自由になってきました。物忘れも進み、辻褄の合わない会話も増えてきて、同居のAさんも目が離せなくなっています。かかりつけ医から「そろそろ人生の最終段階の過ごし方を話しておいたほうがよいでしょう」といわれました。

Aさんも、意思疎通ができるうちに父親と話しておかなければと思っていたのですが、いざとなると、亡くなることが前提の話を本人に持ちかける勇気がなく、なかなか切り出せずにいます。

患者の心得

“たまたま”のタイミングに便乗。一度で深くまで話そうとしない

「これは縁起でもない話だ」とわきまえたうえで、自然の流れで重くならず話すことが大事です。何気ない会話の中で本人から「お迎え」という言葉が出たときや、テレビでその話題が流れたときなど共通の下地ができたタイミングに便乗して、「お父さんのときはどんな感じで過ごしたい？」とさらりと持ち掛けてみるのも手です。

相手の反応をみながら、心の準備が不十分だと感じたら一旦引っ込め、一度に深いところまで話し込まない気遣いも必要です。また、何を望むかよりも嫌なことやしてほしくないことを尋ねるほうが本人もイメージしやすいかもしれません。

case
2

人工呼吸器はどうしますか? 医師に聞かれたが、親と家族の思いが異なる

Bさんの母親（九三歳）は三年前に骨折して寝たきりになってから、認知症もかなり進んでしまいました。同居のBさんが自宅で介護を続けていたのですが、体力が落ちていたところに肺炎を起こし、緊急入院をすることになりました。

意思疎通もままならず、一時的に自力での呼吸が難しくなり、Bさんは医師に「人工呼吸器はどうしますか」と尋ねられました。母親はかねがね「延命治療はしたくない」といっていたのですが、Bさんは今この場で人工呼吸器をつけない選択をすることに大きな抵抗を感じています。

患者の心得

家族として、そして代弁者として、〝二つの声〟を正直に伝える

前もって本人の意思を聞いていたとしても、いざ直面すると家族がそのとおりに決断できないことはよくあります。まず、医師の専門的な見解を聞く。そのうえで「母は延命治療は望まないといっていました。でも私は、そのような結論を出してしまうと自責の念にかられる気がします」と〝二つの声〟を正直に伝えながら、医師と合意形成をしていくのがよいと思います。

状況によっては人工呼吸器の装着によって一時的な呼吸困難が改善し、状態が安定する場合もあります。「延命治療はよくない」と単純に決められるものではないことは、知っておいたほうがよいでしょう。

case
3

リビング・ウイルは必要か？

Cさんは、親の意思をリビング・ウイルとして残しておくべきか迷っています。

患者の心得

文字で書くより、〝スマホで録音〟

文書の影響力は想像以上に大きく、内容が独り歩きしたり、医師が過剰に縛られてしまう弊害があります。

私は、そのような話になったときに、ご本人の許可を得てスマホなどで録音することをすすめています。会話の流れや言葉を発した背景など微妙なニュアンスが残り、後で医師が聞いたときに思いをより確実に理解できますし、声紋で本人と証明できる利点もあります。

尾藤誠司（びとう・せいじ）

1965年、愛知県生まれ。岐阜大学医学部卒業後、
国立長崎中央病院、国立東京第二病院
（現・東京医療センター）、国立佐渡療養所に勤務。
95〜97年UCLAに留学、臨床疫学を学び、
医療と社会との関わりを研究。
総合内科医として東京医療センターでの診療、
研修医の教育、医師・看護師の臨床研究の支援、
診療の質の向上を目指す事業に関わる。
医療現場でのジレンマを歌うアマチュアバンド
「ハロペリドールズ」ではボーカルを担当。
著書に『「医師アタマ」との付き合い方』（中公新書ラクレ）、
『医者の言うことは話半分でいい』（PHP研究所）ほか。

イラストレーション	平松昭子
撮影	八田政玄
取材・文	浅原須美
デザイン	平澤靖弘 ＋jump
校正	株式会社円水社
編集	松本典子
企画	家庭画報編集部 木原純子

医者のトリセツ

最善の治療を受けるための20の心得

発行日　2020年2月15日　初版第1刷発行

監修　尾藤誠司
発行者　秋山和輝
発行　株式会社世界文化社
〒102-8187
東京都千代田区九段北4-2-29
編集部　☎03-3262-5117
販売部　☎03-3262-5115
印刷・製本　中央精版印刷株式会社
DTP製作　株式会社明昌堂

ISBN 978-4-418-20402-1